The Research Report on Career Development of Clinical Engineers in China

中国临床工程师职业发展研究报告

主编　中国医师协会临床工程师分会

北京大学医学出版社

ZHONGGUO LINCHUANG GONGCHENGSHI ZHIYE FAZHAN YANJIU BAOGAO

图书在版编目（CIP）数据

中国临床工程师职业发展研究报告/中国医师协会临床
工程师分会主编. —北京：北京大学医学出版社，
2020.11

ISBN 978-7-5659-2303-6

Ⅰ. ①中… Ⅱ. ①中… Ⅲ. 临床医学－医学工程－
调查研究－研究报告－中国 Ⅳ. ①R-05

中国版本图书馆 CIP 数据核字（2020）第 215496 号

中国临床工程师职业发展研究报告

主　　编：中国医师协会临床工程师分会
出版发行：北京大学医学出版社
地　　址：（100083）北京市海淀区学院路 38 号　北京大学医学部院内
电　　话：发行部 010-82802230；图书邮购 010-82802495
网　　址：http://www.pumpress.com.cn
E - mail：booksale@bjmu.edu.cn
印　　刷：中煤（北京）印务有限公司
经　　销：新华书店
责任编辑：高　瑾　　责任校对：靳新强　　责任印制：李　啸
开　　本：787 mm×1092 mm　1/16　　印张：6　字数：100 千字
版　　次：2020 年 11 月第 1 版　　2020 年 11 月第 1 次印刷
书　　号：ISBN 978-7-5659-2303-6
定　　价：50.00 元

《中国临床工程师职业发展报告》
编写委员会

主任委员：高关心

副主任委员：蔡　葵　张　强　李　斌　钱　英　张　锦　王　新
　　　　　　郑　焜　范医鲁

常务委员：严　勇　许　锋　费晓璐　李迎新　夏慧琳　刘景鑫
　　　　　刘　刚　吴　菁　蒋红兵　冯靖祎　周庆利　谷　玮
　　　　　林　强　杨　凯　陈宏文　杨绍洲　储晓阳　黄　进
　　　　　王　溪　李桂祥　魏建新

委　　员：吴　昊　金　东　周　力　李天庆　刘小丽　邓文艳
　　　　　吕顺超　张秋军　王恒地　宗会迁　陈拱新　田秋菊
　　　　　于建军　徐永彦　赵　武　舒　强　朱国昕　樊　辉
　　　　　李向东　金德昊　林　鹏　彭永泉　杨春艳　曹少平
　　　　　姜瑞瑶　陈　爽　姜闻博　曹　辉　路鹤晴　高　虹
　　　　　金　伟　刘铁兵　仲　辉　方　舸　王志康　楼晓敏
　　　　　连　萱　陈　革　胡　峻　王　飞　张晓斌　陈文培
　　　　　姜　文　魏华刚　郭　滨　王文丁　支　新　林　青
　　　　　文劲松　周建武　刘　华　窦社伟　段光荣　杨　苹
　　　　　谢卫华　廖云粤　廖火平　钟立新　陈乙尤　伍　强
　　　　　廖明朗　阳建华　刘剑锋　李海瑛　王海东　罗　松
　　　　　吴强辉　李　智　邓田华　边永娜　冯　骥　张晓岚
　　　　　郑　刚　姚宗碧　彭　毅　金　磊　王芳丽

主　　编：高关心　夏慧琳

副主编：蔡　葵　张　强　李　斌　钱　英　张　锦　王　新
　　　　郑　焜　范医鲁

编　　委：夏　婷　张　虹　杨　涛　朝乐蒙　许靖宇　裴智军
　　　　　冯靖祎　谷　玮　高　虹　姜瑞瑶　郑蕴欣　黄　进
　　　　　王守镜　蒋红兵

序

在新冠肺炎大流行中，投身抗疫一线的不只是医护人员，还有一支重要的力量——临床工程师队伍。武汉火神山医院医学工程科主任金鑫在接受中央电视台采访时说，如果把医务人员比作战士，临床工程师就是为战士准备"铠甲"和"利刃"的人。这支队伍给予了医务人员最坚强的防护和最先进的技术手段，是抗疫战斗中的幕后英雄。

近年来，随着医疗技术的发展，越来越多的高新医疗器械技术应用于临床，如手术机器人、手术导航系统等。在高新技术发挥临床效能的同时，医疗器械在使用过程中的复杂性、高风险性也更加显现出来。受理工科教育非常有限的医生和护士，主要精力忙于医务，很难再负担起医疗仪器和设备的复杂相关工作。临床工程师作为既了解医学知识，又掌握工程技术的卫生技术人员，充实到医院临床一线，在医生的指导下，去承担与患者生命安危直接相关的医疗仪器与设备的操作、维护保养和管理，在现代化医院中的作用不可或缺。

在日本，临床工程师工作的出发点是"一切为了患者"，医疗工作的目标是"一边响应医疗技术的高速发展，一边确保医疗工作安全有效运行"。日本临床工程师及其工作以法令的形式确定下来，是由于其卫生主管部门深刻理解到医疗器械使用安全是医疗安全的重要组成部分，让专业人士进行医疗器械安全管理，可以避免更多的医疗事故发生。这些经验很值得我们借鉴。

中国医师协会临床工程师分会在全国医院大范围调研的基础上，编著了《中国临床工程师职业发展研究报告》，首次摸清了国内临床工程师队伍的现状，从人才队伍建设的各层面进行了分析总结，也提出了这支队伍健康发展的思路和展望，有利于社会各界了解我国临床工程师的现状和面临的主要任务，也可作为各级医疗机构和卫生行政主管部门的管理者思考及制定临床工程师队伍建设的方针、规划和设计的参考。

希望我国医疗卫生行业能够培养起一支强大的临床工程师队伍，弱化对医疗器械厂商无偿服务的依赖，重新规划医疗过程的业务与职责，将一部分器械相关工作交给临床工程师，在医疗责任划分上更加明确清晰，让我们的医疗更安全、更有保障。

董家鸿

2020 年 9 月 20 日

前　言

人才是民族振兴的希望，人才是专业发展的基石。

随着科学技术的发展，越来越多的高新技术医疗器械在医院得到广泛应用，极大地促进了医学的发展与进步。临床工程师作为从事医疗器械工作的专业技术人员，应紧跟科技进步发展步伐，与医师、护师、药师等协同工作，组成专业医疗团队，担负起历史赋予的责任与使命，为提升我国医疗质量、保障患者安全做出应有的贡献。

近年来，我国临床工程技术人员队伍得到了长足的发展，特别是原国家卫生和计划生育委员会发布《"十三五"全国卫生计生人才发展规划》，要求加强卫生相关技术人员管理，提高临床医学工程等相关技术人员服务能力。临床工程技术人员队伍建设在全国医疗卫生行业的高度关注下，专业技术能力与水平得到有效提升，临床工程学科的工作任务正在进一步明确。

中国医师协会临床工程师分会自2014年成立以来，一直致力于临床工程技术人员的培养，旨在夯实从业人员专业技术基础，提升专业技术能力与水平，推进专业化、规范化人才队伍建设。在专业队伍逐渐壮大的同时，为了保障这支队伍的健康发展，摸清人才队伍基本情况和底数尤为重要，如这支专业队伍中从业人员的数量和主要工作任务，从业人员在医院科室的分布、专业背景、学历结构、职称结构、年龄结构、人才发展的瓶颈、解决策略等。

基于此，中国医师协会临床工程师分会于2020年开展了全国范围的临床工程师职业发展调研。此次调研涵盖了全国二级、三级公立医院1400多家，约4500位临床工程技术人员参加了个人情况调研。调研范围之广，调研内容之多，应当是行业首次，调研结果应该能够客观反映临床工程师职业发展状况。

在调研工作的基础上完成了《中国临床工程师职业发展报告》的编写。报告对行业队伍现状进行了梳理，剖析了专业发展的成果、规律与问题，也提出了专业发展瓶颈问题的解决策略，对推动我国临床工程师职业发展将会起到促进作用。

报告正文分为五章。第一章从政策环境、职称制度发展、工作职能与人才培养历程几方面回顾了中国临床工程师职业发展与演变，第二章根据调研情况详细介绍了中国临床工程师职业现状，第三章对六个国内先进地区临床工程师职业优势进行了分析，第四章介绍了日本临床工学技士的职业发展与经验借鉴，第五章做了中国临床工程师职业发展与展望。

编者真诚地希望此报告能够让行业主管部门了解临床工程师专业队伍建设现状，为今后的政策制定提供依据；让从业人员了解国内外临床工程师职业发展，为提升自身素质与水平提供借鉴与参考。尽管我们竭尽全力，但限于编者知识水平和时限等原因，文中难免存在不足之处，恳请不吝赐教并给予指正。

编委会
2020 年 9 月 20 日

目　　录

第一章 中国临床工程师的职业发展与演变

第一节 中国临床工程政策环境回顾

一、临床工程概念

临床工程是应用工程理论和技术，用医学与工程结合的方法研究解决医院中有关医疗设备、医用材料、医用器具、体外试剂和应用软件等医疗器械技术管理与技术支持相关问题的学科，是与临床协同开展医疗器械应用研究的医疗技术学科。临床工程将临床应用中或服务于临床过程中的医疗器械作为主要对象，以技术管理、质量保证、风险管理、技术评估、教育训练与研究发展、法规与标准遵循、技术应用、合理使用为核心功能，工作目标是促进医疗器械合理使用，学科定位为现代医院不可或缺的医疗技术管理部门和学科分支。

二、临床工程学科依据

1993 年，"中华人民共和国国家标准" GB/T13745-92 "学科分类与代码"发布。临床工程学科为基础医学下生物医学工程学科的二级学科，学科代码为 310.6130。2009 年，修订发布"中华人民共和国学科分类与代码国家标准" GB/T13745-2009，临床工程为自然科学相关工程与技术下生物医学工程学科的二级学科，学科代码为 416.6020。临床工程学可以授予理学、工学和医学学位。临床工程作为生物医学工程的二级学科，在学科发展的过程中也得到确立。

三、临床工程政策发展

临床工程学的学科的发展离不开相关政策支持。

中华人民共和国成立之初，医院除放射科的 X 线机外，很少有其他大型医疗设备，当时多数医院的医疗器械和药品同属于药局，后改为药械科。1964 年，国家卫生部要求 500 张床位以上的医院建立医疗器械管理科。1974 年南京军区总医院率先在医院中成立了医学工程部门。之后国内医学工程部门在全国各大医院陆续诞生。在 2012 年国家卫生部医政医管局组织的六省市调研中发现部门命名不统一现象比较普遍。

2000 年前后，部分全国高校生物医学工程专业本科毕业生进入医院从事临床工程师职业。2000 年，由国务院颁布的《医疗器械监督管理条例》要求在中华人民共和国境内从事医疗器械的研制、生产、经营、使用、监督管理的单位或者个人，应当遵守本条例。此条例为医疗机构使用医疗器械管理提供政策依据。

2004 年，国家卫生部、国家发展和改革委员会、财政部制定的《大型医用设备配置与使用管理办法》中规定，大型医用设备上岗人员（包括医生、操作人员、工程技术人员等）要接受岗位培训，取得相应的上岗资质，对临床工程技术人员上岗提出能力和水平要求。2010 年，由国家卫生部颁布的《医疗器械临床使用安全管理规范》明确了医学工程部门的主要任务。

2010 年国家卫生部颁布了卫医管发〔2010〕15 号《血液净化标准操作规程（2010 版）》对血液净化室（中心）人员资质标准提出了要求：20 台透析机以上的血液净化室（中心）应至少配备专职工程技术人员 1 名。工程技术人员应具备机械和电子学知识及一定的医疗知识，熟悉血液净化室（中心）主要设备的性能、结构、工作原理和维修技术，并负责其日常维护，保证其正常运转；负责执行透析用水和透析液的质量监测，确保其符合相关质量的要求；负责所有设备运行情况的登记。

这个时期其他医疗专业的标准和规范中也对临床工程技术人员的配置和工作提出相应的要求，其主要工作任务是医疗设备的日常维护、质量检测、质量控制、安全管理，确保其正常运行。

2015 年，由国家食品药品监督管理总局颁发的《医疗器械使用质量监督管理办法》要求医疗器械使用单位加强使用行为管理。对需要定期检查、检验、校准、保养、维护的医疗器械，应当按照产品说明书的要求进行检查、检验、校准、保养、维护并记录，及时进行分析、评估，确保医疗器械处于良好状态。要求医疗机构设置相应的机构，配置足够数量的质量管理技术人员。

2016 年国家卫生计生委颁布《医疗质量管理办法》，规定医疗机构应当成立医疗质量管理委员会，医学工程部门作为委员会成员来负责本机构的医疗质量管理工作。

2017 年，国家卫生计生委制定了《"十三五"全国卫生计生人才发展规划》，明确要求提升临床医学工程技术人员服务能力。

2019 年国家卫生健康委、国家中医药局组织制定了《医疗机构医用耗材管理办法（试行）》，规定医疗机构需要建立医用耗材管理委员会，其中，医学工程为委员会主要成员之一。2020 年，人力资源社会保障部与市场监管总局、国家统计局联合发布的 16 个新职业中包含临床工程专业中的呼吸治疗师职业，呼吸治疗师在新冠肺炎救治中和医生护士组成了医疗团队，彰显了临床工程专业人员在医疗工作中的作用。

随着医疗卫生行业的发展，临床工程部门、学科和人员的重要性逐渐凸显，不断发展壮大，整体呈现突飞猛进的势头。

第二节　中国临床工程师职称制度发展历程

临床工程师是在医疗机构中从事临床工程工作的医疗技术人员，其职业资格为临床（医学）工程师或临床医学工程技师。

一、第一阶段（1949—1963 年）

1949—1963 年是技术职务任命制阶段。1949 年，新中国百废待兴，国家建设需要大量专业技术人才，在保留和认可技术人员新中国成立前取得的技术职务的基础上，增加了包括工程技术、科研、教育等职称系列。由于技术人员的职务是根据各单位考核、行政领导或党委任命而来，因此该阶段的职称制度被称为"技术职务任命制"。在此阶段，从事医疗器械维护维修的技术人员职务为技术员。这个阶段的临床工程师主要工作在 X 线放射科、检验科。

1956 年，随着社会主义基本制度建立，中国进入社会主义初级阶段，有关学位和学衔制度的重要性日益显著。1955 年 9 月，起草关于学位、学衔、工程技术专家等级及荣誉称号等十一个条例，并明确了"学衔"是国家根据科学研究人员、高等学校教师在工作岗位上所达到的学术水平、工作能力和工作成就的学术职务称号。1962 年，《条例》草案中用"学术称号"将"学衔"替代。这个阶段从事医疗器械维护维修的技术人员开始有了等级区别。

二、第二阶段（1978—1983年）

1978—1983年是技术职称评定制创建阶段。1977年中央做出恢复技术职称，建立考核制度，实行技术岗位责任制的决定。1978年恢复职称工作，正式批准的系列有22个。1979年，国家卫生部颁布《卫生技术人员职称及晋升条例（试行）》，明确规定其他技术人员（含检验、理疗、病理、口腔、同位素、放射、营养、生物制品生产等）的技术职称为：主任技师、副主任技师、主管技师、技师、技士、见习员。从事医疗器械维护维修工作的技术人员列入检验、理疗、病理等不同专业，统称为其他技术人员，技术职称为：主任技师、副主任技师、主管技师、技师、技士、见习员。这个时期开始有了电子技术相关专业的毕业生充实到了医疗机构医疗器械维护管理的队伍中，从业人员的技术职称呈现多样化。

三、第三阶段（1986—1994年）

1986—1994年是技术职务聘任制改革阶段。1986年，国务院发布《关于实行专业技术职务聘任制度的规定》，标志专业技术职务聘任制度实行。该规定指出专业技术职务是指根据实际工作需要设置的有明确职责、任职条件和任期，并需要具备专门的业务知识和技术水平才能担负的工作岗位，不同于一次获得后终身拥有的学位、学衔等各种学术、技术称号。建立专业技术职务聘任制度，应当根据实际需要设置专业技术工作岗位，规定明确的职责和任职条件；在定编定员的基础上，确定高、中、初级专业技术职务的合理结构比例。从事医疗器械维护维修的技术人员也不例外。这个时期大量的生物医学工程专业和其他相关专业的电子技术、计算机技术、生物技术等毕业生走进了医疗机构工作岗位，这个时期医学工程技术人员职称以卫生序列技师和电子技术序列工程师为主。

四、第四阶段（1995年至今）

1995年至今，为职务聘任与职业资格制调整阶段。1995年中华人民共和国人事部发布的《职业资格证书制度暂行办法》指出，国家应按照有利于经济发展、社会公认、国际可比、事关公共利益的原则，在涉及国家、人民生命财产安全的专业技术工作领域，实行专业技术人员职业资格制度。专业技术人员职业资格是对从事某一职业所必备的学识、技术和能力的基本要求，职业资格包括从业资格和执业资格。

执业资格是政府对某些责任较大，社会通用性强，关系公共利益的专业技术工作实行的准入控制，是专业技术人员依法独立开业或独立从事某种专业技术工作学识、技术和能力的必备标准。

1999 年，《中华人民共和国职业分类大典》的颁布明确了从事临床工程专业的技术人员纳入 2-05-99（GBM 1-99）其他卫生专业技术人员范畴。国家卫生部人才交流中心自 2005 年起为有需求的省份提供个性化考试服务，其考试项目中开始有"临床医学工程"专业。2009 年，国家卫生部人才交流服务中心下发的《卫生部人才交流服务中心关于 2009 年度卫生专业人才评价考试考务工作计划的通知》明确临床工程技术等 4 个专业的初、中级在全国开考，这标志着临床医学工程专业技术人员有了自己明确的专业技术职称名称。2015 年，根据《关于加强卫生专业技术职务评聘工作的通知》，卫生系列医、药、护、技各专业的初、中级专业技术资格逐步实行以考代评和与职业准入制度并轨的考试制度，高级专业技术资格采取考试和评审结合的办法取得。2015 年，内蒙古自治区、上海、江苏等十个省份开展临床医学工程各层次的职称考试和评审。2020 年卫生专业人才评价考试省份在上述基础上，更新为内蒙古、辽宁、上海、江苏、浙江、福建、江西、四川、西藏、甘肃、宁夏、新疆生产建设兵团。这意味着，国家对临床医学工程专业技术资格在政策层面上有了新的设计。从事医疗器械维护维修管理的医学工程技术人员的技术职称由电子技术序列逐渐转回卫生技术序列。

第三节　中国临床工程师工作职能和核心工作发展变化

20 世纪 50—60 年代，医院除放射科的 X 线机外，很少有其他大型医疗设备，当时多数医院的器械和药品同属于药局，后改为药械科。这段时间，没有专门的临床工程部门进行独立的医疗器械管理。

一、20 世纪 70 年代至 90 年代

20 世纪 70 年代中期开始，大量医疗设备引进国内医院。为适应日益增多的医疗设备保障的需要，各医院都根据工作需要相继成立了临床工程部门，名称不一，如医学工程科（部）、医疗器械科、器材科、设备处（科）、维修科（组）等。1974 年 5 月 4

日，南京军区总医院率先在医院成立了临床实验科医学电子室，这是我国第一个临床医学工程实体。

第一批临床工程师受到了医疗器械制造商良好的技术培训，也因当时医疗设备精密性、复杂性程度不高，维修工作占主导地位。采购供应工作也比较简单，一般都是院内自行采购，医疗器械的管理模式主要为资产管理。在这一阶段中，医院临床工程部门的主要职责是维修和采供，管理内容多为事务性。

二、20 世纪 90 年代末至 2010 年

20 世纪 90 年代末期，随着国内外交流的加强，国外临床工程部门的质量检测技术开始被引入国内，以宣武医院为首的国内医疗机构开始最初的质量检测探索，其在影像设备方面的研究成为后期国家技术监督局对大型设备质量检测的主要依据。

2005 年以后，军队系统、地方医院先后引入欧美经验，开展了急救设备的质量检测研究，并逐步向全国各级医疗机构推广应用。预防性维护也开始引入国内，国内临床工程发达地区开始尝试以预防性维护为主的医疗设备质控方案。

2008 年，我国开始正式实施医疗器械不良事件上报与召回制度，为贯彻执行医疗器械全寿命周期的风险管理、保障医疗器械的安全有效提供了法律依据。各级医疗机构也逐步以不良事件监测与上报为起点，开启了医疗器械安全管理。

临床工程师的主要职责进入了应用质量和风险管理阶段，医疗设备质量检测与质量控制成为临床工程部门新的工作方向。

三、2010 年至今

世界卫生组织（WHO）提出，卫生技术对于运转良好的卫生系统是必不可少的，医疗器械在疾病的预防、诊断、治疗以及患者康复中尤其重要。临床工程部门不仅仅进行物资的管理，而是作为医疗技术管理与服务的一个重要部门，其职能也在逐步向技术管理和技术服务转型。

2010 年开始，我国临床工程部门开始逐步转型技术管理工作，一些新型职能，尤其是与临床结合紧密、共同完成的职能逐渐开始尝试，如技术评估、采购论证、合理使用、技术培训、医院物流管理、效能分析、性能检测等。

第四节　中国临床工程人才培养发展历程

中国临床工程人才培养雏形起始于 1952 年国家卫生部举办的多期放射线机械研修班。之后，在国内开始有了学历教育。

1960 年，由国家卫生部创办的上海医疗器械高等专科学校，是国内唯一一所独立设置的专门培养医疗器械高技能人才的全日制普通高等院校，先后隶属国家医药管理局、原国家食品药品监督管理局、上海市人民政府管理，现在属于上海健康医学院的一个二级学院，50 多年来培养了大批临床工程技术人才，在全国各大医院发挥着重要作用。

1973 年，北京市医药管理局和北京市教委领导创建了北京市医药器械学校，该校是首都医药行业唯一的一所培养西药、中药、医疗器械、生物制药、医药商品营销等方面技术人才的全日制中等专业学校。

1977 年，生物医学工程作为一个独立的学科列入国家科技计划，浙江大学率先在全国高等院校建立了第一个生物医学工程本科专业；紧接着 1978 年，清华大学、西安交通大学、首都医科大学也相继建立生物医学工程本科专业。

2015 年，上海健康医学院在国内率先开设临床医学工程专业，试点开展临床医学工程本科生的招生培养。

目前全国已经有 170 多所高校设立生物医学工程专业，35 所高校获准设立生物医学工程一级学科博士点，其中有 8 所大学拥有生物医学工程国家重点学科，很多医科院校建立生物医学工程专业，培养了大批临床工程人才，其中有一部分毕业生进入医院，成为我国临床工程的骨干力量。

第二章 中国临床工程师职业现状

2020年5月由中国医师协会临床工程师分会组织对全国临床工程师职业发展情况进行抽样调查。本次调查共发放调查问卷1300份，共回收调查问卷1259份，最终有效样本为1193份。其中统计到的抽样调查结果为：三级医院抽样调查739家，二级医院抽样调查454家，临床工程技术人员个人抽样调查4499人。

第一节　临床工程技术人员分布

一、临床工程技术人员在医疗机构中的整体比例

基于《2019中国卫生健康统计年鉴》公布的数据，全国有三级医院2148家，二级医院9017家。根据本次抽样调查结果同比核算，全国临床工程技术人员总计约93 717人，其中三级医院约38 984人，平均每家医院约有15人；二级医院约54 733人，平均每家医院约有6人。

根据调研数据，目前临床工程技术人员在卫生技术人员中平均占比1.27%，满足等级医院评审中的≥1%的比例要求，但整体人员配置与国内外研究结果相比仍然较少。

国内外众多学者对医疗机构临床工程技术人员配置进行了大量卓有成效的研究，Bingseng Wang等在2008年对美国253家医院调查结果显示，每百张床位平均配备2.5名工程技术人员；Frize通过对欧洲和美国共计500家医疗机构调研，研究发现被调查机构工程技术人员配置与设备总值金额的相关系数为0.72，推断认为总值金额100万至150万美元（等同于600万至900万元人民币）配备一名工程技术人员。在本次调查中，我国每百张床位平均只配备1名工程技术人员，每4573万元人民币设备资产总值配备一名工程技术人员。可见在我国医疗机构中，临床工程技术人员

占比低于欧美人员配置比例。

二、临床工程技术人员在不同资产总值三级医疗机构中的分布

本次调研发现，三级医疗机构中，设备资产总值在 10 亿至 15 亿元的医院，临床工程技术人员平均 35 人；设备资产总值在 15 亿至 20 亿元的医院，临床工程技术人员平均 28 人；设备资产总值在 20 亿元以上的医院，临床工程技术人员平均 26 人（图 2-1）。

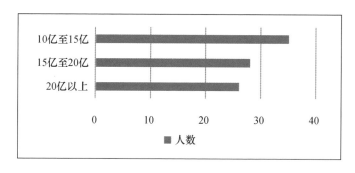

图 2-1 不同资产总值配备临床工程技术人员数量

根据欧美发达国家经验，医疗设备资产配置越高的医疗机构，医疗技术越先进，对临床工程技术人员的需求越显著。而我们的调查结果是设备资产越多的医院，配备的临床工程技术人员越少，不符合以上规律。

对以上三个层次医疗机构进行进一步分析，发现资产总值越高的医疗机构设备维修托管比例越高。调查发现，一些北京、上海、广州的大型医疗机构，拥有的设备越先进，越相信外部售后服务力量，对医疗器械的售后服务托管和外包的比例更大，临床工程技术人员反而会减少（图 2-2）。与此同时，这些医院能够开展合理使用评估、质量与安全管理等技术管理工作的比例降低，说明专业人员欠缺，技术管理水平相应降低。

三、临床工程技术人员在医疗机构中的分布

根据调查结果，临床工程技术人员主要分布在医院的医学工程科，约占总数的 57.1%；一部分分布在管理部门，如资产办公室、器械管理科、招采中心等，约占总数的 35.6%；还有一部分分布在其他医疗单元，如血液净化室、重症病房、手术麻醉科、介入诊疗科、放疗科等，约占总数的 7.3%（图 2-3）。

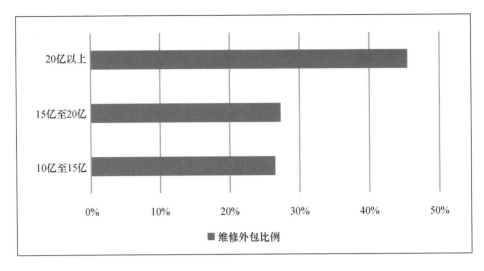

图 2-2　不同资产配置的医疗机构维修外包比例

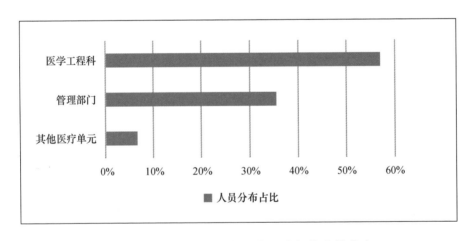

图 2-3　临床工程技术人员在医疗机构中的分布

　　临床工程技术人员分布与其工作职能有着密切关系。分布在医学工程科的工程技术人员，主要从事医疗设备的技术管理、质量管理和安全管理等相关工作；分布在管理部门的工程技术人员，主要从事固定资产管理、医疗设备事务性管理、医用耗材供应与管理等相关工作；分布在医疗单元的工程技术人员，从事工作多以临床工作为主体，如呼吸治疗师主要从事呼吸支持治疗患者通气参数的调节，进行气道管理，参与危重症患者的转运、呼吸治疗设备的管理及维护等相关工作。

第二节　临床工程技术人员工作开展

一、临床工程技术人员工作开展比例

临床工程技术人员的工作开展，根据所在岗位和核心职能，划分为 12 类。根据调查统计，临床工程技术人员开展工作比例（开展此项工作医院数/医院总数）见图 2-4。

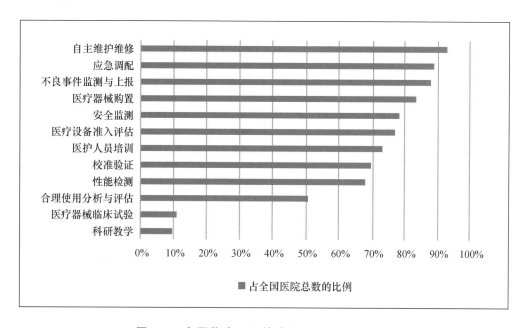

图 2-4　全国临床工程技术人员开展工作情况

由图 2-4 可见，自主维护维修、应急调配、不良事件监测与上报、医疗器械购置开展比例都大于 80％，说明这些传统工作与技术含量低的工作仍是各医疗机构临床工程技术人员从事最多的工作。安全监测、医疗设备准入评估、医护人员培训、校准验证、性能检测、合理使用分析与评估这些近年来从国外引进的和技术含量较高的工作占比为 50％～79％。临床工程技术人员能够开展科研教学、临床试验等科教研性质工作的医院基本占调查总数的 10％左右。

上述调查结果显示，大多数临床工程技术人员从事的工作还只停留在日常业务工作中，尤其是技术含量较低的工作。一些从国外引进的、技术含量较高的工作也已经在医院开展起来。能够开展临床工程科研教学工作的医院还非常少。

二、质量检测、维护保养、自主维修工作开展比例

本次调查显示，可以开展医疗设备质量检测的医疗机构中，可自行检测设备比例：≤5种的为68%，6～10种的为20%，11～15种的为5%，≥16种的为7%。开展医疗设备维护保养的医疗机构中，可自行维护保养的比例为：≤50台的为23%，51～100台的为15%，101～200台的为11%，≥200台的为51%。开展医疗设备维修的医疗机构中，可自主维修的比例为：≤10%的为13%，11%～30%的为17%，31%～60%的为30%，≥61%的为40%。三种技术管理工作开展比例见图2-5。

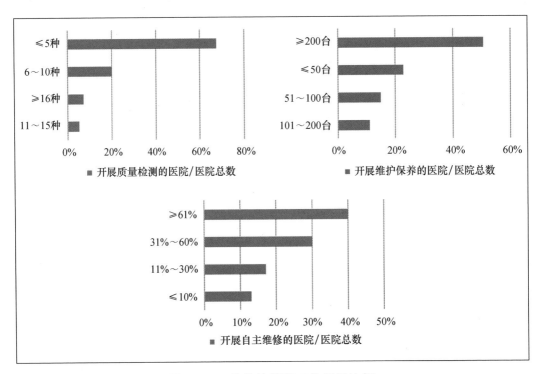

图 2-5　三种维护管理工作开展比例

质量检测、维护保养、自主维修这三项工作是维护管理的核心工作。由图2-5可见，68%医疗机构只能开展5种以下的医疗设备质量检测。50%的医院开展小于等于200台的维护保养。70%以上的医疗机构可以开展较大范围的自主维修。可见，国内医疗机构临床医学工程技术人员的核心工作仍在自主维修，未转型到以质量检测和维护保养为主的预防性维护上。

维修又称为事后维修，是设备发生故障以后恢复设备功能与性能所做的工作；质量检测和维护保养又称为预防性维护，是验证设备适当功能和安全使用，确保设

备功能及防止故障发生的预定活动。预防性维护可以保证设备的质量与安全，降低设备故障发生率，是维护管理发展的趋势。

根据调研，全国各医疗机构医疗设备维护费用占该医院总资产数平均比例为2.16%，其中三级医院比例为2.11%，二级医院比例为2.32%（图2-6）。由数据可见，我国维护费用比例与欧美国家平均值（8%～10%）相比还是处于较低水平，三级医院临床工程技术人员平均数量大于二级医院，人数与维护费用比例成反比，验证了世界卫生组织（WHO）《医疗设备维护管理概要》的以下思路，即医疗机构配备更多的工程技术人员，维护成本就越低。

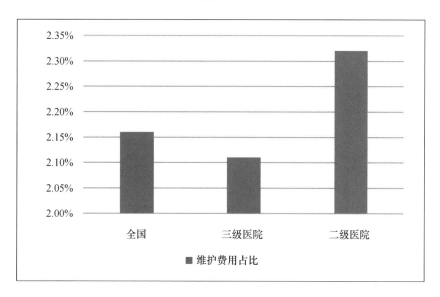

图2-6 医疗设备维护费用占总资产数比例

三、专职临床工程师比例

专职临床工程师是指常驻在临床医疗单元的临床工程技术人员，是医疗团队的一员，主要从事与临床应用相关的工作。目前需要配备专职临床工程师的医疗单元包括血液净化室、医学影像科室、消化内镜室、手术麻醉科、重症病房、介入手术室等。根据数据调查统计，图2-7显示了全国医疗机构各医疗单元具备专职临床工程师的比例（具备专职工程师的医院/医院总数）。

由图2-7可见，医疗机构中各专业科室中专职工程师占比极低。在日本医疗机构中，专职临床工程师总和比例占临床工程师总数比例的75%，而在我国这个比例为7.3%。

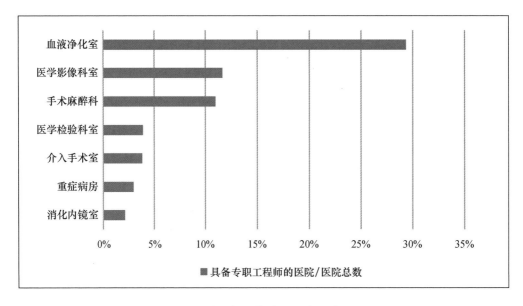

图 2-7　专职临床工程师比例

据个人调研结果，认为血液净化室应配备专职临床工程师的占比 90.2％，认为手术麻醉室应配备专职临床工程师的占比 70.10％，认为影像科室应配备专职临床工程师的占比 69.37％；认为专职临床工程师在临床一线参与临床诊疗必要和非常必要的占比 85.26％，可见从业人员还是非常认可在这些医疗单元配备专职临床工程师的。

专职临床工程师以临床工程为专业背景，与医疗团队一起参加诊疗工作，时间和精力都可以深入，专业性可以更好地发挥，能够把医生和护士从不必要的工作中替代出来，也能体现出最宝贵的不可替代性。相反，兼职工程师负责更多科室或类别的医疗器械使用管理，时间和精力上不能深入，更无法与医疗团队一起参与诊疗工作，其工作技术含量低，易被厂家或其他售后服务机构所取代。

四、技术管理工作的重要性

质量检测、预防性维护、安全管理、合理使用分析与评估这几项工作，是临床医学工程近些年引进的技术含量较高的工作，有着较强的不可替代性。据个人调查数据，90％以上的人员认为这些技术管理工作应为临床工程技术人员的必要工作，如图 2-8 所示。

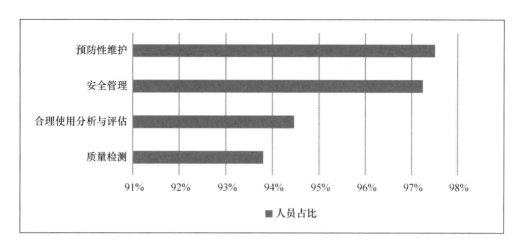

图 2-8　临床工程技术人员技术管理工作重要性比例

五、临床工程工作托管和外包比例

一部分医疗机构对部分临床工程工作进行了外部售后服务商托管和外包。调查结果显示，比例最大的是医疗设备质量检测、医疗设备维修、医用耗材配送。结合前期数据，托管和外包后临床工程技术人员数量减少，这些医院也几乎都不能开展医疗器械合理使用与评估、质量和安全监测与管理等技术性含量高的工作。2019 年国务院颁布的《三级公立医院绩效考核指导意见》中，要求引导医院关注医疗设备的维修保养和质量控制，配置必备的检测和质量控制设备，定期对设备特别是急救、生命支持类设备进行预防性维护，确保在用设备完好。可见，这种托管和外包的现象对于医疗质量与安全将会产生较大的影响。

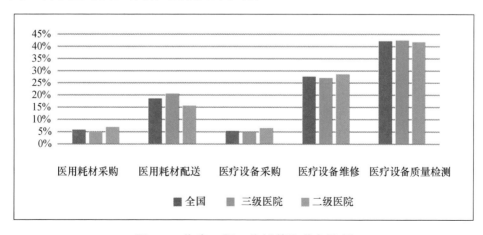

图 2-9　临床工程工作托管和外包比例

第三节 临床工程技术人员职称分布

一、临床工程技术人员各类技术职称占比

目前全国临床工程技术人员职称序列大致分为卫生技术序列、工程序列（电子）、科学研究序列、教学技术序列等，其中主要以卫生序列和工程序列（电子）占比较大。具体情况如图2-10。

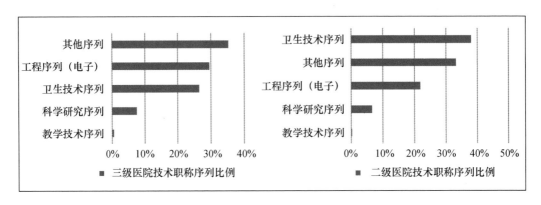

图2-10 临床工程技术人员技术职称序列占比

根据调查，目前卫生技术序列占比：三级医院为26.56%，二级医院为38.10%。工程序列（电子）占比：三级医院为28.82%，二级医院为21.65%。

卫生技术序列是从2005年开始加入"临床医学工程"专业并开始考试，目前在十二个省份推行。工程序列（电子）是以工科背景下的专业技术水平认定，包括电子工程师、设备工程师、测量工程师等，是多年前在卫生技术序列中没有"临床医学工程"专业时，大部分临床工程技术人员的选择。

由调查统计可以看到，十几年间，已经有相当一部分临床工程技术人员选择卫生技术序列。临床工程师个人调查显示，其中90%的人员了解卫生序列职称，且愿意将职称序列转入卫生技术序列职称的人数占80.4%。预计今后会有更多的人员会选择卫生技术序列，尤其是青年工程师。

此外，由图2-10可见，其他序列技术职称占比较高。主要原因是临床工程专业没有准入资格，致使大量非本专业人员的加入，其相应的职称序列也比较庞杂。

二、临床工程技术人员职称级别分布情况

根据调查，临床工程技术人员职称级别分布为：正高级职称约1874人、副高级职称约9371人、中级职称约30 926人、初级职称约31 863人、无职称约19 680人。三级、二级医院临床工程技术人员职称级别分布比例见图2-11。

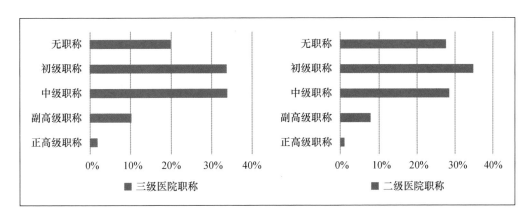

图2-11 临床工程技术人员技术职称分布

根据调查，临床工程技术人员技术职称分布整体呈正态曲线分布，符合行业发展规律。在对从事不同工作岗位（管理岗位除外）的人员分析中，技术维护岗位的人员技术职称普遍较高，副高级与正高级职称总占比达到37%，副高级与正高级职称人员在器械管理、采购管理、库房管理中占比均不到12%；科研教学岗位的总占比为13%。以上说明部门中专业技术水平最高的人员通常在从事技术维护工作；其他岗位专业技术水平相对较低；从事科研教学的人员也多是经验型技术人员。

调查发现，管理岗位职称普遍较高，副高级与正高级职称总占比在85%以上。但是管理岗位的职称序列为临床工程专业的占比不足10%，说明这几年的轮岗政策使部门负责人频繁轮换，大部分部门负责人来自医疗、护理、药学、检验、后勤等部门，由于上述几类部门负责人对临床工程专业定位与发展不了解，对部门的发展无法做长期规划，部门核心工作集中在采购性工作和管理性工作上。

此外，调查显示二级、三级医院中约有20%～27%的临床工程技术人员没有职称。这种情况主要集中在个别省份中。以河南省为例，临床工程技术人员职称评审主要是工程系列，主要有三个方向，即电子、电气和医药管理。但是省内只有极少数医院认可工程系列技术人员可以聘任，绝大多数医院，特别是地市级及以下医院

并不认可工程技术系列，且不予聘任。省内从业人员对职称问题非常关注，也通过多种渠道向相关部门反映未果。目前包括生物医学工程专业硕士在内的大批专业技术人员都没有职称聘任，这也是这些省份从业人员的最大痛点。

三、临床工程技术人员资格考试内容

国家卫生健康委人才交流服务中心自 2005 年起为有需求的省市提供个性化的考试服务工作，目前开展的考试项目有非全国统一开考的卫生专业技术资格考试（新增专业）、事业单位凡进必考、高级卫生专业技术资格考试、住院医师规范化培训结业考核等。以下是中心网站公布的临床医学工程技术考试大纲的科目与细目（表 2-1）。

表 2-1 临床医学工程技术考试大纲

知识类型	科目	细目	初级	中级
基础知识	医学物理	力学基础知识	了解	了解
		流体运动	了解	掌握
		振动、波动和声波	熟悉	掌握
		液体的表面现象	了解	了解
		热力学基础知识	了解	熟悉
		电、磁学基础知识	掌握	掌握
		光学基础知识	了解	熟悉
		医学影像	熟悉	掌握
	电工学	电工学概述	了解	了解
		电路基本定义和定律	掌握	掌握
		直流电路的分析与计算	了解	熟悉
		正弦交流电路的基本概念与计算	熟悉	掌握
		三相交流电路	了解	熟悉
		用电安全常识	熟悉	掌握
	医用电子学	基本元器件	熟悉	掌握
		共发射极放大电路的基本分析、计算方法	熟悉	掌握
		常用放大电路的分析计算方法	了解	熟悉
		放大电路的反馈	熟悉	掌握
		运放电路	熟悉	掌握

续表

知识类型	科目	细目	初级	中级
基础知识	医用电子学	波形发生电路	了解	熟悉
		功率放大电路	熟悉	掌握
		直流电路的分析与计算	熟悉	掌握
		门电路和触发器	了解	熟悉
		脉冲产生、整形电路	了解	熟悉
		A/D、D/A 转换	了解	了解
	医学基础知识	人体解剖知识	了解	熟悉
		生理学	了解	熟悉
		生物化学	了解	熟悉
		医学微生物学	了解	熟悉
		人体免疫	了解	熟悉
		临床医学基础知识	了解	熟悉
		急救技术	了解	熟悉
相关专业知识	相关法律法规	有关医疗设备管理法规、条例和标准	熟悉	熟悉
	计量与质控	中华人民共和国计量法	熟悉	掌握
		常用医用工作计量器具	了解	熟悉
		质控方法与标准	了解	熟悉
	专业英语	心电图机、监护仪	熟悉	熟悉
		B 型超声诊断仪	熟悉	熟悉
		脑电图、肌电图	熟悉	熟悉
		除颤器	熟悉	熟悉
		麻醉机、呼吸机、输液泵	熟悉	熟悉
		电刀、口腔治疗台	熟悉	熟悉
		生化分析仪	熟悉	熟悉
		显微镜、内窥镜、制冷切片机	熟悉	熟悉
		X 线机、核医学设备、放疗机、DSA、CT、MRI	熟悉	熟悉
	计算机基础	计算机组成	了解	熟悉
		I/O 接口	了解	熟悉

知识类型	科目	细目	初级	中级
相关专业知识	计算机基础	计算机输出外设	了解	熟悉
		计算机通讯	了解	熟悉
		互联网	了解	了解
		工业控制与计算机	了解	了解
		计算机语言	了解	了解
专业知识	医学仪器和制冷设备	医学仪器的特点	熟悉	熟悉
		生物电测量	熟悉	掌握
		心电图机、脑电图机	熟悉	掌握
		血压测量	熟悉	掌握
		血流量测量	了解	熟悉
		呼吸系统测量及治疗	了解	熟悉
		超声仪器	了解	掌握
		检验仪器	熟悉	掌握
		光学仪器	熟悉	掌握
		呼吸机	熟悉	掌握
		输液泵	熟悉	掌握
		微量注射泵	熟悉	掌握
		洗胃机	熟悉	掌握
		X线机	熟悉	掌握
		医用放射治疗机	熟悉	掌握
		电冰箱	熟悉	掌握
		空调器	熟悉	掌握
	医疗仪器管理	医疗仪器基本概念与分类	熟悉	熟悉
		医疗仪器管理概论	熟悉	熟悉
专业实践能力	检测设备及使用方法	电磁式多用表	熟悉	掌握
		数字多用表	熟悉	掌握
		通用示波器	熟悉	掌握
		信号源	熟悉	掌握
		电源	熟悉	掌握

续表

知识类型	科目	细目	初级	中级
专业实践能力	安装调试与验收	使用方法	熟悉	掌握
		安装要求	熟悉	掌握
		验收原则	熟悉	掌握
	医疗设备维修	故障分析概述	熟悉	掌握
		修理基本技能	熟悉	掌握
	基本电路原理图和机械识图	电路识图	熟悉	掌握
		机械识图	了解	熟悉

由以上考试大纲可见，工科考试内容约占 67.5%，医学知识约占 8.5%，专业知识约占 20.7%。

根据个人抽样调查结果发现，该项举措在临床工程从业人员中引起巨大反响，受到医疗卫生行业的高度认同。虽然临床技术人员都希望选择卫生技术序列职称考试，但对卫生序列职称考试仍存在诸多顾虑。70%的人员反馈考试电子学内容占了太多比重，一些专业知识和技能没有在考试中体现；65%的人员反馈资格考试门槛高，报名有局限性，一些专业背景是自动化、计算机、护理、管理、经济等技术人员，在当地都没有报名资格；60%的人员希望考试程度能够难易适中，考试范围能够更贴近实际工作；50%的人员希望有相应的培训教材和学习资料等。

第四节　临床工程技术人员教育背景分布

一、临床工程技术人员教育背景所占比例

由于临床工程学科具有医学、电子、物理、计算机、数学等多学科交叉的特点，因此，临床工程部门专业人员的教育背景是由多种专业组成的，临床工程技术人员教育背景具体如图 2-12 所示。

由图 2-12 可见，生物医学工程还是众多专业中比例最多的，约占 24%；其次依次是电子、机械、护理、计算机等专业占比较高。理工科为主的电子、机械、计算机综合占比为 30%，医学为主的医学、护理、药学综合占比为 16%，管理、经济综合占比 9%，其他专业类占比 21%。

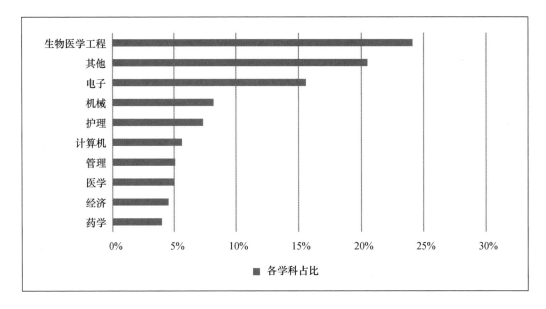

图 2-12　临床工程技术人员学科背景

综上，临床工程技术人员队伍是由多专业技术人员组成的。生物医学工程专业综合了工学、理学、医学、管理学知识，是最适合在医院从事临床工程技术工作的专业；其他所列专业如要从事临床工程技术工作，应在参加工作后，补充其他学科专业知识，通过能力水平考试，才足以胜任该岗位工作。"其他"专业占比较大，约21％，说明专业没有准入要求，从业人员中一部分人员专业背景庞杂。

二、临床工程技术人员学历分布

目前全国在职临床工程技术人员学历情况为：博士约 449 人，硕士约 7881 人，本科约 53 324 人，大专约 25 116 人，高中及以下约 6944 人。各学历占比如图 2-13 所示。其中本科占比最多，超过 56％。硕士和博士研究生占比总和为 9％。可以看出，临床工程专业技术队伍专业学历还是以本科和专科为主，硕士及以上学历人员占比较低。

据个人抽样调查数据，高学历临床工程技术人员进入医院从事临床工程工作存在顾虑。主要原因：首先临床工程技术人员在医院中还未得到重视，普遍从事的是技术性低的工作，科研教学内容少，是影响高学历人员从事临床工程工作的主要因素；其次，相较于医疗设备企业，医院的薪资待遇相对较低，专业水平发展渠道少；第三，一些来自工科院校的生物医学工程专业人员，医学课程占比非常少（现有从

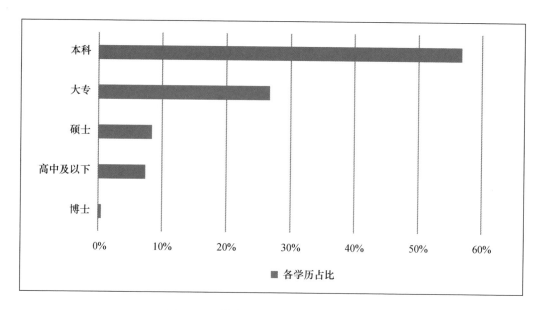

图 2-13　临床工程技术人员学历占比

业人员中，高校医学课程占比＜10％的为 42％)，在高等教育期间对医院及临床工程岗位缺乏了解，没有把医院作为就职的选择。

三、生物医学工程专业高等教育的发展情况

2000 年后，国内高等院校的生物医学工程专业有了井喷式的发展，每年高校毕业大量生物医学工程本科及以上学历人员。

由图 2-14 可知，截至 2016 年，全国现有 170 余所高等院校开设生物医学工程专业。开设超过 6 所高校的省（直辖市）包括广东、江苏、北京、河北、四川、辽宁、黑龙江、上海、浙江、重庆、陕西、安徽、江西、山东。目前还未开设的省（特别行政区）包括西藏、宁夏、青海、甘肃、海南、澳门。

开设生物医学工程专业高等院校分为三类，综合院校、工科院校、医科院校，比例约各占三分之一。学制均为四年，可授予的学位根据开设课程不同分为工科、理科和医科，其中工科约占 75％，理科约占 20％，医科占 5％。专业就业情况良好，就业方向包括各大医疗器械企业或代理公司、国家各级医疗器械司局、检测院所、医院各部门，也有一部分读研究生继续深造。每年应届毕业生进入医院工作的不足15％，约有 75％的应届毕业生进入到了医疗器械企业工作。

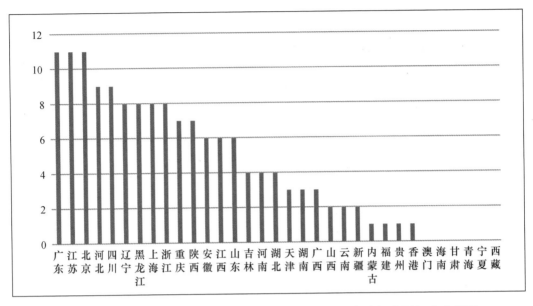

图 2-14　开设生物医学工程专业的院校在各省市（特别行政区）分布情况

第五节　临床工程技术人员年龄与从业年限分布

一、临床工程技术人员年龄分布

年龄结构是临床工程技术学科梯队建设的重要组成要素之一，本次调研的临床工程技术工作人员的年龄结构如图 2-15。

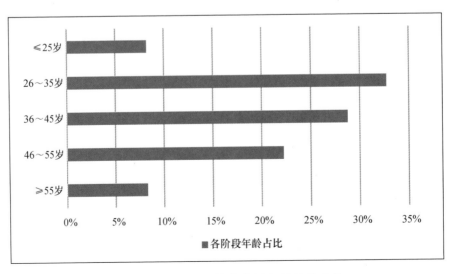

图 2-15　临床工程技术人员年龄结构占比

调查可见，整体人员年龄结构呈正态分布，集中在 26～55 岁的人员约占总人数的 84％，说明中青年为部门主要力量，具有很好的工作潜力。

二、临床工程技术人员从业年限分布

临床技术人员从业年限是决定临床工程技术人员的工作专业性和经验性的因素，临床技术人员从业年限梯次分布如图 2-16。

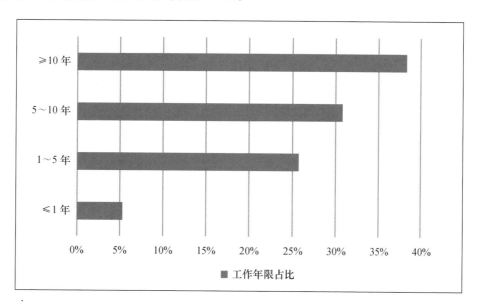

图 2-16 临床工程技术人员工作年限结构占比

约有 31％的临床工程技术人员从事本专业年限小于 5 年，主要原因是由于近几年大量医疗器械及其先进技术不断涌入医院，从而使医院对临床工程技术人员的需求激增。此外，临床工程在行业的推动下，近些年有了长足的发展，如 2015 年《生物医学工程术语词典》正式出版，2015 年《中国临床工程发展研究报告》正式发布，近年来行业学术活动繁荣等因素，促进了医院对临床工程专业的认识和人才的需求。

临床工程技术人员从事本专业年限结合年龄与岗位进行综合分析，得出如下结论：

临床工程部门领导在该部门从业年限较短。根据调查，临床工程部门领导在该部门从业年限以≤5 年居多，综合前期部门领导职称多样化的因素，其主要原因是由于政策原因导致管理人员频繁轮岗所致。

技术维护岗位人员的从业年限以 5～10 年居多（46％），综合前期该岗位的技术职称可知，岗位技术性偏高，人员轮换较少；从业人员以中青年为主，专业学历较高，继续教育接受较多。

器械管理、库房管理、采购管理的从业年限也是以 5～10 年居多（平均 51%），综合前期数据分析，这些岗位技术性偏低，从业人员以中青年为主，主要原因是近年来医用材料在医院的大量增长、采购业务仍占临床工程专业的核心工作等所致。

科研教学岗位需要从业年限较久的人员担任。根据调查，现有科研教学岗位工作人员从业年限以 11～20 年居多，约占 58%。分析原因，教学岗位大部分需要副高级职称或硕士学位以上人员担任，科研工作需要硕士学位以上人员或有大量工作经验人员开展，因此科研教学岗位的临床工程技术人员需要长期工作于临床工程技术部门，符合科研教学的从业要求。

第六节　临床工程技术人员继续教育现状

一、临床工程技术人员继续教育概况

在参与抽样调查的 4499 名工程师中，参加岗前教育比例、部门定期培训比例、参加医院外部培训及其频次开展情况（开展此类型继续教育人员总数/参与调查人员总数）见图 2-17。

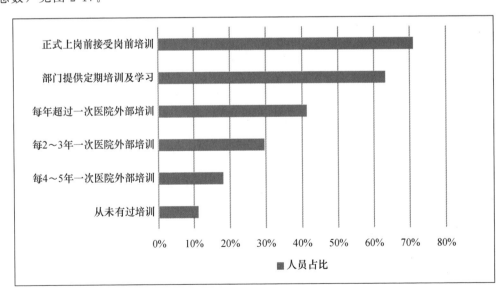

图 2-17　临床工程技术人员继续教育分布比例

由图 2-17 可见，尽管各地临床工程师来自不同的专业背景，70.90％人员接受过岗前培训学习，工作后仍定期进行培训及学习的人员占 63.10％。

继续教育是继毕业教育之后，以学习新理论、新知识、新技术和新方法为主的一种终身性教育。尤其对于临床工程师这一专业，根据前期统计，很多从业人员来自电子、机械、信息、医学、管理等多种背景，需要做相应的缺口补充，才能具备综合的知识与能力，胜任工作岗位。

从参加工作后的定期培训与学习频率来看，41.2％的临床工程人员每年参加超过一次及以上的医院外部培训学习，12.5％的临床工程技术人员从未参加医院外部培训，46.3％的人员几年参加一次，说明继续教育在普及与深化方面有一定进步空间。

另据调查，88％的工程技术人员希望将临床医学工程专业纳入国家卫生规范化培训范畴。临床工程人员的素质直接影响着医疗质量和医疗安全，关系人民的健康与生命安全，通过临床工程专业知识与技能的规范化培训，使其能够熟练掌握各种医疗器械的专业知识和运用，具备维护和解决医疗器械运行过程中技术问题的实际技能，更好地为临床服务。

二、临床工程技术人员培训途径比例

在参与抽样调查的 4499 名工程师中，培训途径比例情况见图 2-18。

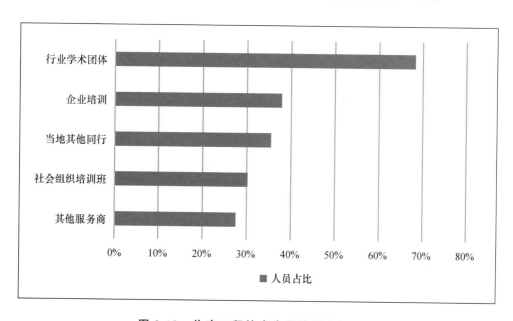

图 2-18　临床工程技术人员培训途径比例

由图 2-18 可见，临床工程技术人员参与培训的途径相对较多，行业学术团体占比最高，为 68.20％，可见行业学术团体在从业后的继续教育中具有重要作用。企业培训占比也较高，为 37.76％，源于医疗器械创新与发展的速度非常快，作为创新源头的生产企业，培训内容也深受从业人员的认可。当地同行交流、社会组织、其他服务渠道的培训也占到一定的比例，说明从业人员可以从多种渠道和途径完成继续教育和学习。

另有调查数据显示，如果培训内容有价值，12.50％的人员愿意不计成本参加；培训费用在百元以内、千元以内仍愿意接受的人员占比分别为 30.45％和 38.76％，说明很大一部分临床工程技术人员对继续教育持非常认可接受的态度。继续教育，尤其是医院外部培训对临床工程技术人员从业后的工作能力与职业发展具有重要意义，通过对不同知识、技术和业务的了解与学习交流，开阔视野和思维并提升自身能力，是临床工程人员持续发展的关键途径。

三、临床工程技术人员对培训内容的期望

在参与抽样调查的 4499 名工程师中，临床工程技术人员对培训内容的期望情况（开展此类型培训/培训总数）见图 2-19。

由图 2-19 可见，专业技能、专业知识、医疗器械新技术新方法是临床工程技术人员最关注的三类培训内容。临床工程是一项专业实践性非常强的工作，单凭专业

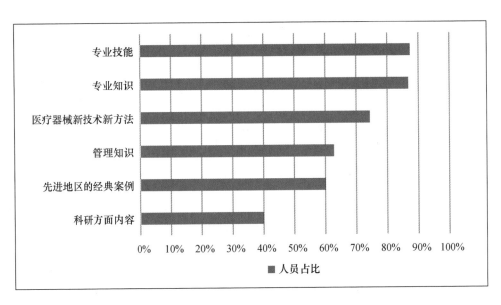

图 2-19 临床工程技术人员对培训内容的期望

背景学习的知识是远远不足的，不同岗位和医疗需求的专业技能是工作中最需要掌握的。不断创新发展的医疗器械及其技术是医疗发展的基础，也最能体现临床工程技术价值，这些知识的学习与运用也是工程技术人员继续教育的热点。

管理知识、先进地区经典案例和科研方面内容也是吸引工程技术人员参与培训学习的内容。由前期统计可知，从事医疗器械管理工作的人员占比较大，这部分人员希望通过学习先进管理经验来完善自身管理。随着越来越多的高学历人员进入临床工程技术人员行业，科研创新已经是一个新的发展趋势，尽管现有开展科研的比例还不是很多，但从 39.74% 人员希望参加科研方面的培训这一数据，可以看出科研工作是很多从业人员的努力方向。

第七节 临床工程技术人员职业认同

一、临床工程技术人员对专业的定位与认知

临床工程技术人员对专业的定位从以下几个方面调研：临床工程技术人员是否具有不可替代性，临床工程技术人员的前景如何，临床工程师在医院中应具有的重要性。调查结果见图 2-20。

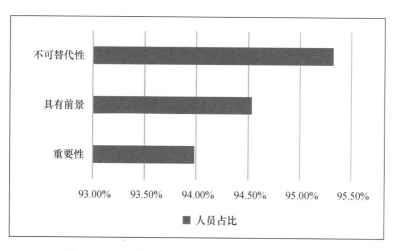

图 2-20 临床工程技术人员自我定位认知比例

调查结果显示，95.32% 的人员觉得临床工程技术人员具有不可替代性，94.53% 的人员认为临床医学工程具有良好的发展前景，93.98% 的人员认为临床工

程技术人员在医院应具有十分重要的地位。综上可见，从业人员对临床工程专业的认可度和期望是非常高的。

二、临床工程技术人员对自身作用发挥和部门水平的定位与认知

临床工程技术人员对自己和部门的评价见图2-21。

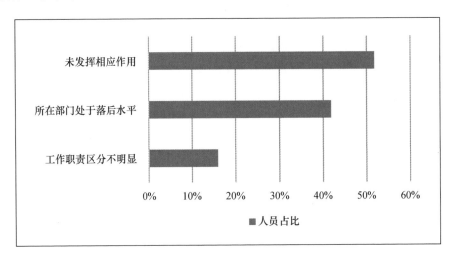

图2-21 临床工程技术人员对自身工作发挥和部门水平的定位与认知比例

调查可见，51.68％的人员认为自己在医院未发挥相应的作用，41.70％的人员认为所在部门处于全国落后水平，15％的人员认为目前工作职责没有明显的分工。可以看出，还有很大一部分临床工程技术人员对自己和部门的作用发挥并不满意，认为还有一定的提升空间。

在调研"制约临床工程技术人员职业发展最大障碍"的问题上，被大多数人认可的因素是：医院领导不重视，国家政策未普及，制度体系不健全，工作量大导致人手不足，只能忙于事务性工作等几项。

三、临床工程技术人员薪酬满意度

临床工程技术人员的薪酬满意度比例与因素分析见图2-22和图2-23。

调查显示，对薪酬满意度，非常满意占3.40％、较满意占23.70％、一般占52.20％、不满意占20.50％，可知临床工程技术人员薪酬满意度有待提高。临床工程技术人员的薪酬待遇与工作积极性、业务能力、价值体现都密切相关，也是临床工程学科留住人才的关键因素。

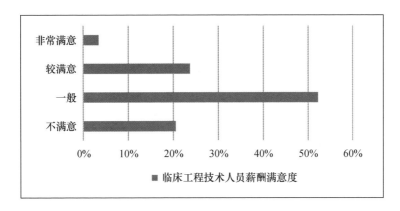

图 2-22　临床工程技术人员的薪酬满意度比例

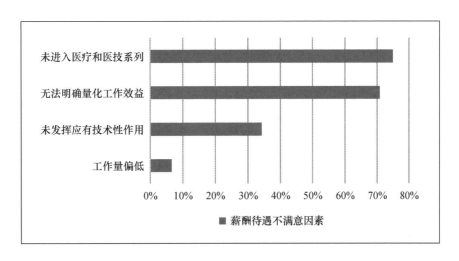

图 2-23　临床工程技术人员薪酬待遇不满意因素

　　由图 2-23 可见，薪酬待遇不满意是由诸多因素造成的，74.86％从业人员认为未进入医疗和医技系列，导致无法达到医务工作者对等薪酬待遇是主要因素。70.77％人员认为，由于工作内容及形式无法明确量化工作效益，体现自身专业价值，也是造成薪酬待遇不满意的客观因素。未发挥应有技术性作用是另一原因。这说明临床工程技术人员虽然对专业比较认可，但由于诸多因素导致薪酬满意度不高。

第三章　先进地区临床工程师职业优势分析

　　20 世纪 80 年代起，全国各地的临床工程陆续发展。从现状来看，各地发展速度不一，发展情况也不均衡。根据本次调研情况，选择比较突出的、有代表性的六个地区，即江苏、浙江、内蒙古、上海、安徽、四川进行各地区临床工程技术人员职业优势分析，总结先进地区经验，供其他各省份学习借鉴。

一、生物医学工程专业高等教育

　　高等教育是培养行业人才的中坚力量和有力支撑，临床工程是生物医学工程专业的分支。地区生物医学工程专业的高等教育不仅为行业提供人才储备，一些行业专家也参与到高等教育的行列中，教学相长，教育与行业相互得到辅助。

　　江苏省东南大学、南京大学、南京航空航天大学、南京医科大学、南京邮电大学、江苏大学、南通大学、徐州医科大学、常州大学、盐城师范学院、南京体育学院 11 所高校开设了生物医学工程本科专业。其中东南大学生物医学工程专业在近年来国内专业排名第一。南京医科大学、南京航空航天大学的部分本科教学、研究生带教、实习带教等由当地临床工程专家承担。

　　浙江省开设生物医学工程专业的高等院校包括浙江大学、中国计量大学、温州医科大学、温州医科大学仁济学院、杭州电子科技大学、浙江中医药大学、浙江工商大学、浙江工业大学 8 所，其中浙江大学是国内首个开办生物医学工程专业的高等院校，其生物医学工程专业也在很长一段时间内领跑国内生物医学工程高等教育。浙江省三级医院的医工负责人有很大一部分出自浙江大学生物医学工程专业。

　　四川省设有生物医学工程专业的高等院校共 9 所：四川大学、电子科技大学、西南交通大学、西南科技大学、成都信息工程大学、成都医学院、西南医科大学、四川轻化工大学、四川川北医学院等。此外，四川大学华西临床医学院还开设呼吸治疗专业，这也是国内第一家开办该本科专业的高等院校。该专业培养的呼吸治疗师是在医生的指导下，对心肺功能不全或异常者给予诊断、治疗和护理的职业，是一个典型的医工结合专业。来自医疗机构的资深临床工程专家担任了部分高等院校的教学任务。

内蒙古自治区设有生物医学工程专业的院校 1 所，即内蒙古医科大学。这个专业是典型的院校共建的 2＋2 模式，即学生前两年在内蒙古医科大学学习公共基础和专业基础课程，后两年在内蒙古医科大学内蒙古临床医学院（即内蒙古自治区人民医院）学习专业课程，完成毕业设计、实习等其他教学内容。来自医院一线的临床工程技术人员给专业教育带来更多的实践和活力，也让学生在踏入社会之前有更多的应用型体验。院校毕业生也填补了当地医院和企业对临床工程技术人员需求的空白。

国家高等院校生物医学工程专业临床工程方向的国家卫生和计划生育委员会"十三五"规划教材于 2017 年 7 月出版。在这十本教材中，江苏、浙江、内蒙古、上海、安徽、四川各地的十多位临床工程专家都担任了主编和副主编职务，共同参与了教材的编写工作，且在当地高等院校生物医学工程专业中运用了教材，对当地临床工程技术人员的培养起到了一定的推动作用。

二、专业技术资格（职称）序列

每个省份的临床工程技术人员专业技术资格（职称）根据各地人力资源部门和卫生部门的要求不同，所进入的序列也不同。各省多年也在探索符合自己特点的专业技术资格之路，为广大的从业人员提供专业技术提升的途径。

江苏省临床工程技术人员的专业技术资格序列主要由卫生序列、工程技术序列及其他序列组成，其中卫生序列是全国第一批试点省份。在本次调研中，省内临床工程技术人员卫生序列占比 51％，远高于全国 29％的水平；工程技术序列占比31％，高于全国 27％的水平，是各省这两个序列占比最多的省份，专业技术人员队伍也相对比较稳定。

内蒙古自治区临床工程技术人员的专业技术资格序列主要由卫生序列、工程技术序列及其他序列组成，其中卫生序列也是全国第一批试点省份。在本次调研中，自治区内临床工程技术人员卫生序列占比 40％，工程技术序列占比 39％，均高于全国平均水平，这与地区学术团体的大力宣传和推广是分不开的。

浙江省临床工程技术人员的专业技术资格序列基本都是工程技术序列，资格评审的主管部门和评审途径分为两部分。一部分高校附属医院是在高校体系下进行工程技术序列评审，占比 31%，其高级职称的业绩要求包含相关级别的论文、课题、获奖、专利、工作业绩等，晋升资格要求较高；中级及以下的职称评定相对容易，主要根据入职学历、工作年限结合文章发表要求评定。另一部分属于非高校医疗机构，由浙江省人力资源与社会保障厅委托省食品药品监督管理局进行医疗器械专业技术系列评审，占比约为 42%，评定方式是以材料评审为主结合答辩来进行。正高级职称评定需要通过浙江省经济和信息化委员会评审，高级职称的业绩要求包含相关级别的论文、课题、获奖、专利等。

三、学术组织发展现状

学术组织是行业发展非常重要的助推力，也是人才培养的主要途径。各省依据当地临床工程发展，先后成立了相关学术团体，开展国内外交流、人才培养和其他特色活动。

（一） 浙江省

浙江是国内临床工程最早成立学术团体、也是学术活动开展最多的省份。其中最具代表性的为浙江省医学装备管理中心（含医疗设备质控中心）、浙江省医学会医学工程学分会和浙江省医师协会临床工程师分会，以及浙江省生物医学工程协会临床工程分会、浙江省医疗器械行业协会等。

1. 浙江省医学装备管理中心（含医疗设备质控中心）

成立于 1989 年 3 月。中心建立了医学装备管理平台，主要用于构建全省医疗设备三级质控网络，目前已涵盖 11 个市级质控中心，89 个县（市）区质控中心，83 个疾病预防控制中心，300 家基层卫生院和社区医疗服务中心，近 400 家医疗机构。出版《浙江省医疗设备管理与技术规范》，建立完整的省级医疗机构大型医用设备监管信息平台，开展对计算机断层成像（CT）、磁共振成像（MR）、直线加速器（LA）、数字减影血管造影（DSA）等医疗设备的全生命周期监管，指导了全省医疗机构医疗设备质量控制工作。

2. 浙江省医学会医学工程学分会

成立于 1994 年 8 月，是隶属于浙江省医学会的专科分会。2010 年成立青年委员会，2016 年成立耗材管理、设备管理、信息、医工创新、医学工程与医疗建筑五个专业学组。多年来，定期召开学术年会和技术论坛，积极开展省内交流、省间交流、国际交流、对台交流，先后举办青年科研沙龙、优秀论文评奖、技能竞赛，开设青年发展基金，关注国内医疗器械创新发展，在中华医学会医学工程学分会组织的各种活动中名列前茅，极大地推动了临床工程学科发展，提升了全省临床工程师的专业技术水平。

3. 浙江省医师协会临床工程师分会

成立于 2018 年 9 月，以"提升职业技能，打造临床工程师之家"为宗旨，先后举办了学术年会、国产医疗器械创新发展大会、"医疗设备质控、售后服务技能培训下基层"系列活动，旨在提升全省临床工程师的理论和实践水平，加强人才队伍培养。

（二） 江苏省

江苏省与临床工程学相关的学会主要有：江苏省医学会临床医学工程学分会、江苏省医院协会医院设备管理专业委员会、江苏省医师协会临床工程师分会等。

1. 江苏省医学会临床医学工程学分会

成立于 2008 年 10 月，是江苏省医学会下设的专科分会。江苏省临床工程学分会高度重视组织建设和学科发展，南京、苏州、无锡、南通、淮安、徐州、扬州、盐城、镇江、泰州、连云港等地区成立了地方分会，全省地方分会达 11 个，极大地促进了各地临床医学工程学科工作的开展。

2. 江苏省医院协会医院设备管理专业委员会

成立于 1997 年 12 月，专业委员会致力于设备的采购管理、合理使用、维修与保养等工作。

3. 江苏省医师协会临床工程师分会

成立于 2019 年 3 月，以血液净化专业为试点，逐渐开展内窥镜、呼吸治疗设备、急救生命支持设备、大型影像设备、医用耗材管理等专业人才队伍建设，深化临床工程师专业技术水平，建立各专业学组，逐渐建立各专业的工作指南。

（三） 上海市

上海市临床工程相关的学术组织有上海市医学会临床医学工程分会、上海市医疗设备器械管理质控中心、上海市生物医学工程学会临床医学工程专委会、上海市中西医结合学会医学工程专业委员会、上海市医院协会医学装备专业委员会等。

1. 上海市医学会临床医学工程分会

成立于 2004 年 9 月，目前拥有会员约五百人，下设 8 个专业学组：设备管理学组、影像技术学组、急救装备学组、耗材管理学组、血透技术学组、资产管理技术学组、维修技术管理学组、实验检测学组，1 个青委会。分会被誉为临床工程师之家，每年按照多个专业学组专题开展一系列丰富多彩的学术交流，提高整个行业队伍的学术水平。

2. 上海市医疗设备器械管理质控中心

成立于 2005 年，隶属于上海市卫生健康委，由来自全市三级和二级 120 家医院医学工程专家组成。中心已累计完成 4000 人次的质控培训工作，在国内率先启动售后服务满意度调查与研究，成立长三角地区医疗器械质控中心联合体，制定《新型冠状病毒肺炎防控期间长三角地区医学装备质控工作指导性意见》，连续开展全市大型医疗设备的质量检测工作，应用大型设备 CT/MR 的安全质量得到明显上升。

（四） 安徽省

安徽省临床工程相关的学术组织有安徽省医疗器械行业协会、安徽省医学会医学工程分会、安徽省医学装备质量控制中心、安徽医院协会医用耗材使用与管理专业委员会等。

1. 安徽省医学会医学工程分会

成立于 1985 年。分会成员包括省内各医院的临床工程技术人员。分会每年举行学术会议和论坛，在普及医疗器械法律法规、加强质量控制、交流学术经验、探讨行业发展等方面的工作都有了长足的进展。

2. 安徽省医疗器械行业协会

成立于 1993 年，现有理事单位 100 余家，会员单位 300 余家；下设秘书处、医院医疗器械管理委员会、医疗器械生产委员会、医疗器械经营委员会、技术咨询培训部、医疗器械展览部、信息宣传部、评审专家库等，在医疗器械生产、经营、管理、评审等方面做了大量工作。

3. 安徽省医学装备质量控制中心

成立于 2012 年 7 月。中心健全了省内质控网络，共成立 15 个市级医学装备质控中心，搭建覆盖省、市、县三级质控网络体系。建立了医学装备管理平台，已涵盖 15 个市级质控中心，近 300 家医疗机构。制定了《安徽省医疗机构医学装备管理质量控制中心章程》《医疗机构医学装备质量检测管理流程》等。开展全省从业人员基本情况调研，开展国家级医学装备继教班项目十余期。加入长三角地区医疗器械质控中心联合体，制定《安徽省医疗机构医学装备质控评估表》和《安徽省医疗机构医用耗材专项评估表》，开展全省生命急救类设备和大型医学影像设备质控评估工作。

四、各省医疗机构临床工程师职业发展

本次调研结果显示，以上地区医疗机构临床工程师的分布、人员组织架构、学历水平、职称水平、人才队伍建设，以及在医院开展的核心工作，都优于全国同类地区水平。

浙江省参加本次调查的医院有 193 家，有效数据的医院 180 家，包括三级医院 103 家，二级医院 77 家。根据调查，生物医学工程专业背景的人员平均占比为 39%；硕士以上占比 13%，本科以上占比 70%；副高以上职称占比 13%。在医疗设备质量控制、医疗设备准入评估、医疗器械临床试验、科研项目研究、合理使用分析与评估等工作上整体水平全国领先。

江苏省参加本次调查的医院有 130 家，有效数据的医院 119 家，包括三级医院 85 家，二级医院 34 家。根据调查，生物医学工程专业背景的人员平均占比 33%；硕士以上占比 12%，本科以上占比 76%；副高及以上职称占比 17%。在医疗设备准入评估、医疗器械临床试验、科研项目研究、高校专业教学等工作上整体水平在全国领先。

内蒙古参加本次调查的医院有 58 家，有效数据的医院 55 家，包括三级医院 42 家，二级医院 13 家。根据调查，生物医学工程专业背景的人员平均占比 13%；硕士以上占比 7.9%，本科以上占比 66%；副高以上职称占比 17%。在参与临床诊疗、医用耗材准入评估、合理使用分析与评估等工作上整体水平全国领先。

第四章　日本临床工学技士的
职业发展与借鉴

医疗仪器和设备在临床使用中的安全性、有效性、操作和管理的可靠性问题成为医疗过程中不可忽视的、极其重要的一环。20 世纪 70 年代初，欧美许多国家就开始高度重视该问题，同时期日本也出现了类似的问题：

（1）过分依赖于医疗器械厂商的无偿服务，在医院临床中仪器和设备的管理制度不够完善，在医疗责任划分上不够明确清晰。

（2）受理工科教育非常有限的医生和护士，主要精力忙于医务，很难再负担起医疗仪器和设备的操作、维护保养和管理工作。

（3）特别是在血液透析、人工心肺技术和呼吸疗法等与患者生命直接相关的人体机能替代装置的医疗岗位上，绝大多数是由并不具备相应任职资格的人员来承担，以至频频发生因医护人员对仪器设备处置不当或操作失误，导致患者死亡的医疗事故，在社会上引起很大的反响。

为此，日本社会各界人士纷纷要求，培养一批既了解医学知识，又掌握工程技术的临床医学工程技术人员，充实到医院临床一线，去承担与患者生命安危直接相关的医疗仪器设备的操作、维修保养和管理工作。

最终，经过日本相关学会和有关团体多年的共同努力以及日本厚生劳动省的大力支持，日本国会于 1987 年颁布《临床工学技士法》，1988 年开始实施。根据这部法律，日本建立了临床工学技士（clinical engineer，CE，等同于中国临床工程师）的国家资格考试制度，并在日本医院中设置了"临床工学技士"岗位，以法律的形式规定了临床工学技士的资格。1988 年日本厚生劳动省又颁布了《临床工学技士法实施细则》，规定了临床工学技士国家考试要求、执照颁发和聘任等具体规则，建立起较为完善的临床工程技术职业岗位和执业资格准入制度。

日本临床工学技士职业发展至今非常成熟规范，有效地保障医疗质量和安全。各种法律法规对临床工学技士职业进行了规定。在执业资格方面，制定了《临床工学技士法》，用法律法规保障和规范了执业资格；在工作内容方面，出台了《临床工学技士业务指南》，规定了具体的工作内容，用以确保医疗仪器和设备在临床使用中的安全性、有效性、可靠性；在教育方面，发布了《临床工学技士学校养成所指定规则》《临床工学技士法的施行办法》和《临床工学技士养成所指导要领》等文件，用严格的标准开展人才培养。上述法律和文件的制定与落实，对规范临床工学技士职业发展，保障医疗质量与安全有着重要的意义和价值。

第一节　日本临床工学技士立法与国家资格考试

一、《临床工学技士法》

日本在 1987 年 6 月 2 日通过了《临床工学技士法》［第 60 号］，并于 1988 年 4 月 1 日起正式颁布实施。

《临床工学技士法》共五章四十九条，包括总则、执照、考试、业务、罚则。

第一章总则介绍了《临床工学技士法》的目的，以及"生命维持管理装置"和"临床工学技士"的定义。《临床工学技士法》颁布的目的是规定临床工学技士的资格，规范其正确地开展业务，以推动医疗的普及和提高。法律明确规定，"临床工学技士"是指获得厚生劳动大臣（等同于我国国家卫生健康委员会主任）颁发的执照，以临床工学技士的名称，在医师的指示下，对生命维持管理装置进行操作（包含将生命维持管理装置的尖端部向身体插入或从身体除去等政令规定的行为）及维护检查等业务者。

第二章介绍了临床工学技士资格执照的获得、发放、取消等相关规定。法律规定需临床工学技士国家考试合格，并获得厚生劳动大臣颁发的资格执照，才能成为医疗机构工作的临床工学技士。

第三章对临床工学技士国家考试相关事宜做了详细的规定，包括考试的目的、实施方式、资格委员的设定、准考资格、考试无效的情况、考试机构的指定、指定考试机构的责任人选任及解任、事业计划的认可、考试事务规程、考试事务实施、公示和考试明细等。

第四章为业务相关事宜，包括临床工学技士的业务范围、特定行为的限制、与其他医疗相关者的协作、保密义务、权限的委任。同时，第四十一条要求，非临床工学技士者，不得使用临床工学技士或不易分辨的名称。

第五章规定了处罚相关的内容，对违反《临床工学技士法》相关规定的人员进行一定的处罚。

二、立法三十年的经验体会

到 2017 年，《日本临床工学技士法》立法三十年，日本共有 3.5 万名临床工学技士取得资格执照，在医疗机构的各工作岗位发挥作用。在总结立法三十年之际，日本临床工学会出版专刊，总结了相关经验体会。

1. 医疗器械安全管理得到有效的保障，这也是日本医疗保险报销的必需条件

临床工学技士已成为医疗机构中不可缺少的一个职业。临床工学技士现有工作职责不仅要负责生命维持设备的操作，还要管理医疗机构的医疗器械。在 2000 年日本医疗保险部门出台的文件中，要求每家医疗机构符合以下条件才能有医疗保险报销资格，包括①每家医疗机构应设立负责医疗安全管理的部门；②每个医疗安全管理的部门应配备一名以上的负责医疗器械安全管理的全职临床工学技士；③每家医疗机构的医保部门应配备负责医疗器械安全管理的负责人；④医疗机构应对所有工作人员进行医疗器械安全使用相关培训；⑤医疗机构应进行医疗器械的定期保养和检查。

以上的政策修订源于卫生行政管理部门和医疗保险部门充分认识到医疗器械安全管理的重要性，同时也显现出临床工学技士这一职业的重要性。

2. 团队诊疗模式不仅解放了医生和护士繁重的工作，更做到了高度的专业化

临床工学技士是在医生的指导下进行操作，以及维护保养生命支持类设备的从业者。日本临床工学技士参与团队医疗的起点，是在医生的衡量判断下对医生、护士、临床工学技士的业务进行分配，这种模式称为"自立连接式团队医疗"，即医生、护士、临床工学技士在诊疗工作中各自承担自己的责任，利用专业互相配合。这种诊疗模式大大解决了医生短缺，医生、护士过劳等问题，也能让医生和护士更专注于自己专业工作，同时临床工学技士可以让与器械相关的技术工作高度专业化。

2007 年日本发布了《关于推进医务人员同医疗关系职位及事务人员之间的职责划分》。在此通知中指出：为了避免产生过劳问题，在医疗关系法令中所认定的各职业业务范围内，应该适当规划各职业间的业务分担；同时指出在持续提供优良医疗服务的基本思想下，医生、护士等专门职业应专注于专业性较高的业务、谋求更有效率的业务运营效果。此外，《临床工学技士法》《医疗器械管理》中也提出：针对可能对生命造成影响的精密医疗器械，临床工学技士可以在医生的指令下执行复杂的操作以及维护等医疗器械管理工作。重新规划医生和护士的业务，将一部分器械相关工作交予临床工学技士，从而确保了医疗安全，同时减轻了医生的负担。

3. 随着临床工学技士的作用逐渐显现，其工作职能逐步扩充到更多领域和范围

临床工学技士最初的工作只是在血液净化技术和人工心肺技术中，参与一部分诊疗工作。随着临床工学技士岗位的设立和工作的开展，其专业优势逐渐显现出来。与此同时，越来越多的先进医疗器械研发设计出来并应用于临床，也使临床工学技士的工作范围逐步扩大。从 2009 年开始至今，呼吸治疗技术、医疗器械集中管理、心脏介入治疗、医用内镜技术、外科诊疗等都先后开始引入和充实到临床工学技士的工作范畴，正如厚生劳动省的文件中提到：专业学术组织应积极应对医疗技术的高度发展，确保诊疗工作的安全有效开展。

第二节 日本临床工学技士工作职能和发展现状

一、日本临床工学技士工作职能的发展历程

1. 1987 年以前

1987 年以前，临床工学技士还未诞生，工程技术人员在医疗机构是以"医学工程师"的身份存在，主要从事医疗器械的维护保养工作。在 1981 年，日本成立了医学工程委员会。委员会成员由医师博士和工学博士组成。在对医学工程工作定位时，通过多次反复的讨论得出的结论是"不只是医疗器械的维护保养管理，也应该包含医疗器械的操作"。这个思想，成为了日本临床工学技士业务的原点。从那时起，医学工程师也开始了医疗器械操作管理的探索。

2.1987—2010 年

临床工学技士的工作首先是依据 1987 年《日本临床工学技士法》和 1988 年日本厚生省健康政策局《临床工学技士业务指南》，从操作管理生命支持设备开始确定下来的。医疗器械维护保养虽然在操作管理之前就已经开始，但是真正以法令形式确定下来并拓宽是从 2005 年开始的。

在 2005 年提出的医疗器械产业未来构想中，临床工学技士被构想是"医疗器械的专家"。这是由于厚生劳动省更加理解了医疗安全与医疗器械使用安全之间的关系，并希望专业人士进行管理。就像药剂科负责医疗机构药品的合理使用一样，应设立医疗器械管理科来管理医疗器械的使用安全。

在 2007 年的《医疗法》修订案中，第 3 章"医疗安全"第 6 条以及实施规则第 1 条中有明确要求，给临床工学技士赋予了"医疗器械安全管理责任者"的义务，这也是在《日本临床工学技士法》公布后第二十年的时间节点所做的修正和完善。根据负责此法律的厚生劳动省医政局记载，此项修正是由于一些医疗事故发生后，追溯到是医疗器械使用安全问题所致，所以开始重视对医疗器械的安全管理。对于医疗机构而言，医疗器械的安全保障被认为对于提升医疗质量与安全有着重大意义。

3.2010 年后至今

2010 年，由社团法人日本临床工学技士会及相关学会团体等构成的临床工学联合委员会上，制定了《临床工学技士基本业务指南》。这个指南是在 1988 年 9 月日本厚生劳动省健康政策局《临床工学技士业务指南》的基础上修正和完善的。

指南中对呼吸治疗业务（包括人工呼吸及吸入疗法等）、人工心肺业务、血液净化业务（包括血液透析、血液过滤及血浆分离等）、手术领域（包含手术周期）的业务、重症治疗领域的业务［包含新生儿重症监护治疗病房（NICU）、心脏重症监护治疗病房（CCU）等］、心脏和血管导管业务、高压氧疗业务及其他治疗业务（包括心脏除颤、心脏起搏等）中相关医疗设备的准备、操作和管理等工作进行了规定。同时，还规定了日常维护以及使用前、使用后的保养、检查、维修和定期测试等一系列的相关业务工作。

二、日本临床工学技士工作发展特点

1. 从关注设备状态到兼顾设备状态和患者状态

日本临床工学技士工作的出发点是"一切为了患者"，即把患者作为工作的终极目标，关注设备状态的目的也是为了确保其质量与安全，让它更好地服务患者。参与诊疗工作和操作管理，使临床工学技士可以在临床一线工作，从维护保养这种单纯地关注设备状态，扩展到既关注设备状态，又在操作设备的同时关注患者状态，为医生提供更多的患者生命体征信息。

2. 操作管理方面增加了更多的临床诊疗细节

在 2010 年版《临床工学技术基本业务指南》中增加了更多临床诊疗工作，如在呼吸诊疗技术中增加了患者的引痰以及动脉留置导管的采血；在透析治疗技术中，增加了中心静脉穿刺等。究其原因，一方面是在新的医疗形式下，医生资源相对稀缺，将一部分内容移交给临床工学技士，医生可以把更多的时间放到关注患者救治上；另一方面，临床工学技士的医工结合背景，在临床诊疗中显示出更多的工作潜力，可以承担更多的工作职能。

3. 医疗器械新技术的发展使工作职能逐步拓宽

近年来，医疗器械新产品、新技术迅猛发展。越来越多的先进医疗器械在临床中应用，使临床工学技士的工作职能逐步拓宽。作为诊疗团队中的医疗器械专家，临床工学技士备受期待，特别是在专业化手术器械，如手术导航系统、手术机器人等应用中，尤其凸显其优势。2010 年版《临床工学技术基本业务指南》中临床工学技士可开展的工作，增加了高频电刀、激光设备、高能超声波装置、内镜手术器械等手术关联器械，以及心脏血管导管、植入式除颤器等器械。现阶段这种趋势还在扩展，临床工学技士可以和很多医疗单元关联，如肾内科、心内科、血管外科、泌尿科、妇产科、整形外科等。

4. 医疗器械安全是贯穿各项工作的核心

在厚生劳动省的文件中提到，"专业组织必须一边响应医疗技术的高速发展，一边确保安全有效运行"。临床工学技士的工作能够以法令形式确定下来，很大程度上是因为厚生劳动省理解医疗器械使用安全是医疗安全的重要组成部分。让专业人士进行医疗器械安全管理，可以避免更多的医疗事故发生。同时，在向医护人员开展"医疗设备安全教育"方面，临床工学技士也发挥了重要作用。

第三节　日本临床工学技士的教育体制

为了规范临床工学技士人才的教育和培养，1988 年 3 月 28 日，日本文部省和厚生劳动省联合发布《临床工学技士学校养成所指定规则》，规定了培养临床工学技士人才学校的基本条件、学制年限和教学计划等内容。同时，日本厚生劳动省健康政策局局长又发布了《临床工学技士法的施行办法》和《临床工学技士养成所指导要领》等一系列实施细则。这些法律与法规的建立和实施，规范了临床工学技士人才的高等教育，确立了临床工学技士的国家资格考试制度，对减少日本临床医疗事故的发生，促进医疗事业的健康发展，发挥了积极的作用。

按照规定，日本培养临床工学技士的高等教育机构分为大学、短期大学和专门学校三类，主要开设全日制的 3 年制或 4 年制临床工学技士专业。一些其他医学或工学专业背景的学生或具备其他医疗资格者，其相关制定科目的学分若满足厚生劳动省的认定条件，也可以进入 1 年制的临床工学技士专业学习。到 2018 年底，已有86 所开设临床工学技士专业的学校。

所有毕业生毕业后都要参加由日本厚生劳动省统一组织的"临床工学技士国家资格考试"，成绩合格者方可获得厚生劳动大臣颁发的"临床工学技士资格证书"，才能进入医院临床第一线担任临床工学技士职务。

培养单位规定了统一的教育大纲，课程包括三部分，即基础领域、专业基础领域和专业领域。其中，基础领域主要为人文课程，目的是培养科学的、理性的思考力，以及在自主判断下的行动力，培养国际化及信息化社会的应对能力；专业基础领域包括人体的构造及功能、临床工学所必要的医学基础、临床工学所必要的理工学基础、临床工学所必要的医疗信息技术与系统工程学基础；专业领域包括医用人体工学、医用机器学、人体功能替代技术学、医用安全管理学、相关的临床医学以及临床实习。医学领域与工程学领域的课时时间比例约 1 : 1。临床实习是为了掌握作为临床工学技士的基础实践能力、理解在医疗中临床工学的重要性、在临床现场学习如何应对患者、培养作为团队医疗成员的责任和作用的自觉性，主要包括血液净化装置实习、重症治疗室实习及手术室实习，以及医疗器械管理业务实习。

第四节　日本临床工学技士继续教育

临床工学技士继续教育，又称毕业后研修，主要是由日本临床工学会等专业学术团体组织，包括各个阶段各种课程的培训（讲习会），以及一定工作年限和培训基础上的资格认证考试。

对于通过国家考试取得临床工学技士资格的临床工学技士，通常在医院工作两年内，开始接受"新毕业临床工学技士讲习会"，进行毕业后继续教育。

经过 2～3 年的临床工作经验积累，即可参加由临床工学技士会组织的各基础亚专业资格认定考试，包括：体外循环技术认定士、透析技术认定士、临床高压氧治疗技师、三学会联合呼吸疗法认定士、临床医疗器械专门认定士等。

再经过两年左右的临床工作经验积累，即可参加由不同的学会联合组成的认定委员会组织开展的专业认定考试，该考试与前者相比更有深度，更加专业。例如：透析技术认定士、体外循环技术认定士、日本血浆分离学会认定技士等，详情见表 4-1。

表 4-1　各专业认定士基本情况

业务领域	资格名称	认定委员会	认定学会
人工透析业务	透析技术认定士	透析疗法联合专门委员会	日本肾脏学会
			日本泌尿外科学会
			日本人工脏器学会
			日本移植学会
			日本透析医学会
人工心肺业务	体外循环技术认定士	三学会联合考试委员会	日本人工脏器学会
			日本胸部外科学会
			日本心脏血管外科学会
呼吸疗法业务	三学会联合呼吸疗法认定士	三学会联合呼吸疗法认定士认定委员会	日本胸部外科学会
			日本呼吸器学会
			日本麻醉科学会
维护点检业务安全管理业务	临床医疗器械专门认定士	临床医疗器械专门认定士联合认定委员会	日本医疗机器学会
			日本生体医工学会
	第 1 种·第 2 种医疗器械技术实力检定	医疗器械技术教育委员会	日本生体医工学会
内视镜业务	消化内镜技师		日本消化内镜学会
医疗信息	医疗信息技师		日本医疗信息学会
心脏康复	心脏康复指导士		日本心脏康复学会
血管疾患诊疗	血管诊疗技师	血管诊疗技师认定机构	日本血管外科学会
			日本脉管学会
			日本静脉学会
			日本动脉硬化学会

第五章 中国临床工程师职业发展与展望

第一节 存在的问题

近年来，我国临床工程技术人员队伍得到了长足的发展，特别是原国家卫生和计划生育委员会（现国家卫生健康委员会）发布《"十三五"全国卫生计生人才发展规划》以来，临床工程技术人员队伍的建设和能力水平得到了有效提升。截至2020年6月，临床工程技术人员全国总数达9万多人，从业者学历水平不断提高，工作体系逐渐清晰，一些高技术含量工作在大型医疗机构已完成试点，这支队伍在医疗团队中的作用也逐渐显现。

不可否认的是，临床工程技术人员队伍在快速发展的医疗卫生事业中，人才队伍建设还存在以下问题。

一、医疗机构管理者重视程度不足

一些医疗机构管理者对临床工程部门职能认识严重不足，未对临床工程部门进行合理定位与规划，尤其是少数大型医疗机构的管理者对医疗器械的风险认识不足。医疗器械的先进性越高，其风险越高。国际权威组织——美国急救医学研究所（Emergency Care Research Institute，ECRI）每年会列出医疗卫生行业中十大风险事件，近年来医疗器械引发的风险占到一半以上。大部分医疗机构只关注临床工程技术人员的采购管理、供应管理等事务性工作，忽略了其作为"医疗器械专家"，对医疗器械质量和安全管理的作用。在一些医疗机构，临床工程部门被定位为后勤服务或行政职能部门，部门负责人频繁轮岗或更迭，影响了临床工程的整体发展。

同时，临床工程技术人员在医疗机构中也未得到相应的关注与重视。相比其他专业技术人员，临床工程技术人员配置少，缺乏合理的职称晋升通道，考评机制、工作环境和薪酬待遇等职业环境都缺乏规范的制度和保障机制，致使一批优秀人才流失。

二、临床工程方向的高等教育培养目标不明确

虽然国内开设生物医学工程专业的高等院校很多，其中医学院校的比例也不少，但只有很小比例的毕业生到医疗机构工作。究其原因，主要是因为生物医学工程专业，特别是临床工程方向的生物医学工程专业培养目标不明确，培养方案有缺失。

我国生物医学工程专业的医学课程普遍占比较少，大部分不到 20%；日本同类院校专业课程中，医学课程占比 50%。我国生物医学工程专业培养目标不明确，培养方案没有鲜明特色，医学课程占比少，使得毕业生相关专业知识不足，进入医疗机构从事临床工程工作存在顾虑，在医疗机构工作中也缺乏与临床的有效沟通与配合。毕业生往往更倾向于医疗器械相关企业，使医疗机构缺乏生物医学工程专业，特别是临床工程专业人才。

三、国家相关配套政策还欠完善

目前从国家政策来看，临床工程技术人员职业基本架构已经具备，但相关准入、职称考试、职能定位等配套政策还欠完善。

在专业技术人员准入方面，对于卫生专业技术人才，国际通行的是建立执业资格制度，目前我国已经实施执业医师、执业药师、执业护师的技术准入资格考试制度和注册管理，但还未设立对临床工程技术人员的准入资格考试制度和注册管理制度，致使目前从业人员专业背景庞杂，专业技术性体现不足。

在专业技术水平（职称）方向，虽然部分省份已经在卫生技术序列中增加了"临床医学工程技术"专业，也开始实施专业技术资格考试，但全国更多省份还未普及推广。此外，专业技术资格考试内容以工学知识和基础知识为主，医学知识和专业知识比重不足，不能准确客观反映临床工程技术人员的专业技术水平。

临床工程部门在医疗机构中的职能定位不准，一些医疗机构没有把临床工程部门归入医技系统，而是归入行政管理或后勤管理部门，也期待国家卫生行政主管部门能从政策上给予明确和落实。

四、学术团体继续教育专业性指导与评价不足

近年来，国内临床工程相关学术团体开展的活动越来越多，学术氛围活跃，各

地也开展了各种临床工程技术人员相关培训。但是对于各种亚专科的专业性指导和专业技术人员的能力水平评价不足。

以日本为例，临床工程有非常多的亚专科，如血液净化、人工心肺、心脏介入等。目前国内针对这种亚专科的专业学组开设较少，相关专业性培训也不足。此外，与培训紧密结合的能力水平评价与资格认证基本没有开展，亚专科的专业技术水平提升受到影响。

相比其他卫生技术专业，临床工程及其业专科的技术性工作指南、工作规范、质控方案等几乎是空白，还需要各学术团体团结国内先进地区技术骨干，总结出更多技术相关资料，使临床工程技术人员更快地实现技术的专业化和同质化。

五、临床工程技术人员参与临床诊疗工作比例较低

根据前期数据显示，临床工程技术人员在各医疗单元中参与诊疗工作的比例较低，远远低于日本同行。一方面是因为临床工程技术人员在整体人数配置上存在缺口。另外，由于部分医疗机构对专业人才不重视，一些高学历、高水平专业技术人员不愿意在医疗机构工作，导致专业技术人员数量上和专业性上都有缺失。

临床工程技术人员医学知识薄弱也是上述问题的原因之一。生物医学工程专业高等教育中医学课程比重少，工程技术其他专业如电子、计算机等专业高等教育中基本没有医学课程，这样专业背景的技术人员在医疗机构工作，需补充大量的医学相关知识，并且通过一定的能力水平考试后，才能从事临床诊疗工作。

第二节　发展与展望

新时代下，我国临床工程技术人员职业发展，应借鉴日本临床工学技士的职业发展经验，逐步深入推进临床工程技术人员的执业准入和立法进程，在全国范围内普及拓展，深化临床工程技术人员职称制度改革，人才培养目标明确，凸显临床工程专业人才高等教育培养特色，医疗机构合理规划建立相应规模的临床工程工作系统，用机制保障，让临床工程技术人员"留得住、用得上、有发展"，临床工程技术人员工作转型，发挥专业技术优势融入临床诊疗团队，综合助力，将继续教育培训体系与能力水平评价相结合，为提升医疗质量和医疗安全做出重要贡献。

一、逐步深入，推进临床工程技术人员执业准入和立法进程

基于临床工程师（clinical engineer，CE）对医疗卫生的重要贡献，国际生物医学工程联合会临床工程部（International Federation for Medical and Biological Engineering，Clinical Engineering Division，IFMBE CED）协同其他相关国际组织、世界卫生组织等，向国际劳工组织（International Labor Organization，ILO）递交临床工程师的职业国际认同，争取在 ILO 的国际标准职业分类（International Standard Classification of Occupations，ISCO）医疗卫生专业人员类别中增加临床工程师职业。目前，在 ILO 的 ISCO 职业分类中，医疗卫生专业人员类别中已纳入生物医学工程师（biomedical engineer）。

国际社会临床工程师和中国其他卫生职业相关法律的经验表明，中国临床工程技术人员执业准入制度的建设对中国卫生事业的发展具有十分重要的意义。临床工程技术人员应与其他卫生技术人员一样，在规范化人才队伍建设道路上，逐步深入，学习借鉴日本经验，建立临床工程技术人员执业准入制度，规范工作的严谨性，减少医疗风险。明确临床工程技术人员执业规范、技术服务内容及责任权利，提升其服务质量与服务能力。期待国家在临床工程技术人员准入考试和注册、执业规则、考核和培训、法律责任等方面有立法规定，从法律角度规定临床工程技术人员的执业准入。

二、普及拓展，深化临床工程技术人员职称制度改革

自 2005 年国家卫生部（现国家卫生健康委）人才交流服务中心开始为临床医学工程专业提供个性化的考试服务工作以来，考试省份逐年扩大，在各考试省份引起巨大反响，标志着临床工程技术人员作为卫生人才大家庭的一员，其专业价值被卫生系统医务人员所认可。期待临床工程职称改革进一步在全国范围内得到推广，让全国的临床工程技术人员享受到政策红利。

建立健全符合临床工程技术人员专业特点的职称晋升体系，将现有从事临床工程技术工作的专业技术人员，所具备的资格类型统一归并于卫生技术资格中的临床医学工程技术专业。坚持德才兼备，注重凭能力、实绩和贡献评价，在考试中更多地融入临床工程专业知识和专业实践技能，充分体现临床工程的专业技术水平。加快建立科学化、社会化、市场化的临床工程技术职称晋升体系，为卫生事业培养更

多的专业人才。

三、目标明确，凸显临床工程专业人才高等教育培养特色

生物医学工程类专业方向众多，不同专业分支应有不同培养的特色。高等院校在专业设计和专业培养方案上应目标明确，在临床工程方向培养上，应更加强调和关注其医学背景。增加医学课程设计，医学课程与工学课程比例为 1∶1，为临床工程专业技术人员今后在医疗机构，尤其是在医疗单元的工作奠定专业基础。

高等院校应关注临床工程行业人才的巨大需求潜力，有针对性地开展临床工程方向教育改革，增加更多实践课程，开设更多临床工程亚学科专业，如物理师、呼吸治疗师、人工心肺治疗师等。联合行业专家，提炼更多的医工结合知识点作为高等教育的教材内容，积极推进以能力为导向的学生考试评价改革，着力培养学生发现、研究和解决复杂技术问题的能力，使高等教育更符合行业需求与发展要求。

四、合理规划，建立相应规模的临床工程工作系统

临床工程是一个内涵丰富、涉及面广、专业化程度高的专业。不同级别的医疗机构应根据自己的规模准确定位，合理规划临床工程工作系统，符合所开展的诊疗活动要求。

二甲以下的小型医疗机构宜配置适当的专兼职临床工程技术人员，完成临床工程第一层次工作，即医疗设备维护保养、医疗器械供应等。二甲以上医院宜建立临床工程师工作制度，完成临床工程第二层次工作，即在第一层次的基础上，开展医疗器械质量管理和安全管理相关工作。三级以上的医疗机构及大型医学中心宜建立完整的临床工程学工作系统，开展第三层次工作，即在第二层次工作基础上，开展合理使用分析与评估、临床试验、临床工程科研与教学等工作。

五、机制保障，让临床工程技术人员"留得住、用得上、有发展"

良好的工作环境和工作氛围对于人才保护和发展具有决定性的作用。医疗机构管理者应充分认识到临床工程技术人员的专业技术性和不可替代性，将临床工程部门归属到医技科室，提高专业技术人员薪酬待遇，提供专业晋升机会，给予良好的科研环境。保护临床工程技术人才，促进临床工程技术人员在医疗机构中的良性发展。

六、工作转型，发挥专业技术优势，融入临床诊疗团队

临床工程师要从关注医疗器械产品本身，转向关注诊疗过程中的医疗器械、关注患者；要从经验服务型转为专业技术服务型技术人员；要从全科工程师（"万金油"）转向专业临床工程师。

临床工程技术人员的最大价值体现应该在临床诊疗过程中。作为医疗机构中的"医疗器械专家"，在医疗器械新产品、新技术迅猛发展的今天，更应该深入到各专业的临床一线，发挥专业优势，为医生和护士提供医疗器械专业意见和建议，成为医护人员在诊疗工作中的左膀右臂，承担起与患者生命安危直接相关的医疗仪器设备的操作、管理和维修保养等工作，这种工作的转型对临床工程技术人员来说至关重要。

新常态下，临床工程的传统工作也应与时俱进，根据行业和专业发展特点赋予新的内涵。应逐步将维修工作转为质量检测与预防性维护，将购置工作转为技术评估与技术论证工作，将器械管理工作转为结合信息技术，开展医疗器械合理使用分析评价等。在新的历史阶段，应更深层次挖掘临床工程的"技术"性，为传统的管理和服务赋予新的技术内涵。

七、综合助力，继续教育培训体系与能力水平评价相结合

随着国家从战略全局的高度大力加强公共卫生服务体系建设，继续教育作为院校教育的补充，在加强公共卫生学科专业建设和人才培养方面起到重要作用，临床工程相关学术团体，应组织更多的专业骨干，建设临床工程继续教育和培训课程体系，统一质量标准和课程设置，形成以院校教育为基石，继续教育为扩展的互补教育模式。

加强临床工程亚专科建设，在专业细分的基础上，深挖专业技术特色，建立专业知识和实践技能的培训课程，编制专业特色鲜明的临床工程技术诊疗规范、技术指南，规范专业技术行为；联合友邻专业，在逐步成熟的亚专业中联合开展能力水平评价，以适应新技术、新领域、新设备不断创新对其知识更新的要求，为各类卫生机构多层次、大范围、大批量培养实用型临床工程技术人才。

附件一

卫生技术人员职称及晋升条例(试行)

（一九七九年二月二十三日卫生部发布）

第一条 为统一卫生技术人员的职务名称，加强晋升工作的管理，充分调动卫生技术人员的积极性，加速建设又红又专的卫生技术队伍，为创造我国统一的新医学新药学，为实现新时期的总任务，特制订本条例。

第二条 卫生技术人员根据业务性质，分为四类：

一、医疗防疫人员（含中医、西医，卫生防疫，寄生虫、地方病防治，工业卫生，妇幼保健等）的技术职称为：主任医师、副主任医师、主治（主管）医师、医师（住院医师）、医士（助产士）、卫生防疫员（妇幼保健员）。

二、药剂人员（含中药、西药）的技术职称为：主任药师、副主任药师、主管药师、药师、药剂士、药剂员。

三、护理人员的技术职称为：主任护师、副主任护师、护师、护士、护理员。

四、其他技术人员（含检验、理疗、病理、口腔、同位素、放射、营养、生物制品生产等）的技术职称为：主任技师、副主任技师、主管技师、技师、技士、见习员。

第三条 各类卫生技术人员的政治思想条件：

拥护党的领导，热爱社会主义，努力学习马列主义和毛泽东思想，不断提高政治觉悟，做到又红又专，全心全意为人民服务，为实现新时期的总任务贡献力量。

第四条 具备第三条和下列条件者可晋升为主任医师、主任药师、主任技师、主任护师：

1. 精通本科（本专业，下同）理论，掌握国内外本科技术发展情况，并能吸取最新科研成就应用于实际工作（中医药专业须精通中医药理论，对经典医著有所研究）。

2．有丰富的临床或技术工作经验，能熟练地掌握本科技术操作，解决本科复杂疑难问题。能熟练地掌握一门以上外国语（中医、中药人员暂不作为必备条件），并有较高水平的科学论文或著作。

3．善于指导本科全面业务，能为医疗、教学和科研培养出高级人才。

第五条 具备第三条和下列条件者可晋升为副主任医师、副主任药师、副主任技师、副主任护师：

1．通晓本科理论，了解国内外本科技术发展情况，并能吸取最新科研成就用于实际工作（中医药专业须通晓中医药理论，熟悉经典医著）。

2．有丰富的临床或技术工作经验，能熟练地掌握本科技术操作，解决本科复杂疑难问题。能掌握一门外国语（中医、中药人员暂不作为必备条件），并有一定水平的科学论文或著作。

3．能够指导本科全面业务，能为医疗、科研和教学培养高级人才。

4．从事本科主治医师（或相当职务）工作五年以上。

第六条 具备第三条和下列条件者可晋升为主治（主管）医师、主管药师、主管技师：

1．熟悉本科理论和具有较系统的专业知识，能熟练地掌握本科实际技术操作。

2．有较丰富的工作经验，能处理本科复杂问题。能阅读一门外文专业书籍（中医、中药人员暂不作为必备条件）。

3．具有一定的科学研究、教学和指导下级卫生人员的能力。

4．从事医师（或相当职务）工作五年以上。

第七条 具备第三条和下列条件者可定为医师、药师、技师、护师：

1．熟悉本专业理论和基础医学知识，具有一定的实际技术操作能力。

2．能独立处理本科常见病或解决常用业务技术问题，并能对中、初级人员进行业务指导，能初步阅读一门外文专业书籍（中医、中药人员暂不作为必备条件）。

3．高等院校毕业或从事本科医士工作（或相当职务）五年以上或有高中文化程度，从师学习五年（初中文化程度须七年）以上，并经考核合格者。

第八条 具备第三条和下列条件者可定为医士、助产士、药剂士、技士、护士：

1．了解本专业基本理论，并有一定的实际技术操作能力。

2．能担任本科一般常见病防治或一般常用业务技术工作，并能对初级人员进行业务指导。

3．中等技术学校毕业或中医药学徒出师、初中文化程度独立从事本科工作三年以上，并经考核合格者。

第九条　具备第三条和下列条件者可定为卫生防疫员、妇幼保健员、药剂员、护理员、见习员：

1．初步了解本专业一般知识，并能担任一般的专业工作。

2．具有初中以上文化程度，在实际工作中经过短期学徒或培训。

第十条　在卫生、医疗工作中成绩卓著，有重要发明创造，或科学技术上有独特专长，或西医学习中医并坚持走中西医结合道路，为创造我国统一的新医药学做出贡献者，可提前或越级晋升。

第十一条　各类卫生技术人员的晋升工作，必须在党的领导下，贯彻群众路线，广泛听取各方面的意见，由学术委员会对其业务水平提出评价。具体考核办法由省、市、自治区卫生局规定。

第十二条　审批权限：

一、初级卫生技术人员晋升为中级，报县（市）卫生局（科）或相当于这一级的卫生行政主管机关审批；中级晋升为医师（或相当职务），由本单位组织做出鉴定，推荐参加统一考试合格后，由地区、省辖市卫生局审批，报省、市、自治区卫生局备案。医师晋升为主治医师（或相当职务），报地区、省辖市卫生局审批，并报省、市、自治区卫生局备案；晋升正、副主任医师（或相当职务），报省、市、自治区卫生局审批，并报省、市、自治区有关领导机关及卫生部备案。

中央各部委所属的地方企事业单位卫生技术人员的晋升，由各有关部委负责办理，没有或卫生行政部门不健全的部委，由有关部委委托地方按上述程序审批。

二、由卫生部和省、市、自治区双重领导以部为主的单位，确定或晋升为正副主任医师及其相当职务的，由省、市、自治区卫生局审核，报卫生部审批。

第十三条　本《条例》适用于全民所有制机构和集体所有制机构中的卫生技术人员。

几点说明：

1．正、副主任医师（或相当职称，下同）作为技术职称，正、副科室主任作为行政职务。科室主任一般应由主任医师担任，但在没有主任医师或由于主任医师担任科室主任有困难的，也可由下一级医师担任。

2．护士长、科护士长、护理部主任（总护士长），作为行政职务。

3. 在卫生医疗单位中，从事科研或教学工作的人员，应按教育部或中国科学院的有关规定，确定和晋升技术职称。

4. 各级卫生技术人员晋升时，其考核（或考试）的内容和办法，可根据本省、市、自治区实际情况由卫生局自行规定。

5. 本条例中的医士、助产士、药剂士、护士和技士统称为中级卫生技术人员；卫生防疫员、妇幼保健员、药剂员、护理员和见习员统称为初级卫生技术人员。

"十三五"全国卫生计生人才发展规划

人才是健康中国建设的重要支撑。为深入贯彻落实中共中央《关于深化人才发展体制机制改革的意见》（中发〔2016〕9号）和全国卫生与健康大会精神，围绕深化医改和完善生育政策的形势与任务，结合《医药卫生中长期人才发展规划（2011—2020年)》和《人口和计划生育中长期人才发展规划（2010—2020年)》落实情况，依据《"十三五"卫生与健康规划》，制定《"十三五"全国卫生计生人才发展规划》。

一、规划背景

"十二五"期间，我国卫生计生人才工作取得显著成效，人才队伍规模不断扩大，2015年底，我国卫生计生人员总量达到1069.5万人，其中卫生技术人员800.7万人。人才结构得到优化，卫生技术人员中本科及以上学历人员比例由2010年24.9%提高到2015年30.6%，医护比由1∶0.85提高到1∶1.07。人才效能稳步提高，医师日均负担诊疗人次由2010年7.5提高到2015年8.4，日均负担住院床日数由1.6提高到1.9。

同时，卫生计生人才发展的一些结构性、制度性矛盾仍然突出，人才结构和分布尚不合理，基层人才、公共卫生人才以及健康服务人才短缺，人才发展的政策环境还有待完善，需要加强体制机制创新，进一步增强人才活力。

党的十八大提出了2020年全面建成小康社会的宏伟目标，卫生计生事业发展面临新的历史任务。一是随着经济发展、居民生活方式以及环境的变化，对公共卫生与健康服务的需求越来越多。二是随着老龄化和人口政策的调整，康复、老年护理、妇幼保健等相关服务需求更为迫切。三是随着社会保障制度的逐步完善，医疗服务需求进一步释放。四是随着分级诊疗制度的建立，互联网与信息技术的快速发展，对医疗卫生服务模式和服务水平必将产生深刻影响。五是随着全面两孩政策实施，妇幼健康、儿科等专业人才的需求将大幅增加。这些变化对卫生计生人才的服务内容和服务质量均提出了新的要求，加强卫生计生人才队伍建设十分迫切。

二、总体要求

（一）指导思想。

全面贯彻党的十八大和十八届三中、四中、五中、六中全会精神，深入贯彻习近平总书记系列重要讲话精神，紧紧围绕统筹推进"五位一体"总体布局和协调推进"四个全面"战略布局，坚持以人民为中心的发展思想，牢固树立和贯彻落实新发展理念，坚持新形势下的卫生与健康工作方针，牢固树立科学人才观，深入实施人才优先发展战略，适应深化医药卫生体制改革、调整完善生育政策和振兴发展中医药战略要求，遵循卫生计生人才发展规律，激发人才活力，构建科学规范、开放包容、运行高效的卫生计生人才发展治理体系，为健康中国建设提供有力的人才保证。

（二）基本原则。

——服务需求。聚焦突出问题和明显短板，更加注重基层、公共卫生、急需紧缺和健康服务人才队伍建设，更加注重一流创新人才培养，提高医学科技创新能力，适应新的健康服务需求。

——创新机制。更加注重人才政策和体制机制创新，做好部门间协调和服务，营造卫生计生人才发展的良好环境，利用"互联网＋健康医疗"探索人才服务新模式，不断提高人才工作科学化水平。

——优化结构。统筹各级各类以及不同所有制机构人才资源，优化人才专业结构、城乡结构和区域分布，促进人才与卫生计生事业发展相适应，构建整合型医疗卫生服务体系。

——提升质量。深化医学教育综合改革，提高人才培养质量，强化各类卫生计生人才在岗培训，提高技术水平和服务能力，满足快速增长的医疗卫生服务需求。

（三）发展目标。

"十三五"期间，我国卫生计生人才发展的总体目标是：提高人才素质、优化人才结构、创新人才政策，健全体制机制，卫生计生人才数量、素质、结构、分布适应经济社会发展和人民群众健康需求。

——人才资源总量稳步增长。到 2020 年，卫生计生人才总量达到 1255 万人，其中全科医生达到 30 万人以上。每千人口执业（助理）医师达到 2.50 人以上、注册护士达到 3.14 人以上、专业公共卫生机构人员达到 0.83 人以上。

——服务能力大幅度提高。建立健全医师毕业后教育制度，加强职业道德建设，人才综合素质、专业技术水平和服务能力全面提高。

——人才结构进一步优化。重点加强基层人才队伍建设，城乡每万名居民有 2 名以上合格的全科医生，农村每千服务人口至少有 1 名乡村医生。基层、公共卫生、急需紧缺专业人才队伍建设取得明显成效，城乡区域分布更趋合理。

——人才管理制度创新性突破。逐步破除束缚人才发展的观念和体制机制障碍，人才评价、流动、激励机制更加完善，调动积极性，激发创造活力。

卫生计生人才发展主要指标

指标	单位	2015 年	2020 年
人员总量	万人	1069.5	≥1255
执业（助理）医师	人/千人口	2.22	≥2.50
注册护士	人/千人口	2.37	≥3.14
专业公共卫生机构人员	人/千人口	0.64	≥0.83
全科医生	人/万人口	1.38	≥2

三、主要任务

（一）补齐短板，加强基层卫生计生人才队伍建设。

重大人才项目适当向基层、艰苦贫困地区倾斜，不断增强基层卫生计生服务能力。依据服务需求，合理配备基层人员，充分考虑基层计划生育网络的坚实基础和工作优势，统筹推动基层卫生计生人才队伍深度融合。进一步加强在岗人员培训，建立健全基层技术人员定期进修学习机制。加强基层中医药人才队伍建设，统筹农村、社区中医药人才培养。鼓励大医院医师下基层、退休医生开诊所，通过加强对口支援、实施远程医疗、建立医疗联合体等，提升基层医疗服务水平，增强基层首诊吸引力。加强乡镇卫生院院长培训，提高管理能力。

加快全科医生队伍建设步伐。加强全科医学学科建设，加大全科医生培养力度，大力加强全科专业住院医师规范化培训，推进助理全科医生培训，继续实施全科医生转岗培训和农村订单定向医学生免费培养。逐步扩大全科医生特设岗位计划实施范围，提高补助标准，增强吸引力，优先为集中连片特困地区、贫困地区、革命老区的乡镇卫生院招聘特岗全科医生。

建立完善签约服务模式和制度。在家庭医生签约服务团队中，可增加医联体或协作医院中的专科医生，带动基层服务能力的提高。完善签约服务管理运行机制。探索提供差异性服务、分类签约、有偿签约等多种签约服务形式，收取适当的服务费用，通过增加服务数量、提高服务质量，使家庭医生签约服务团队获得更高报酬。

加强村级卫生计生队伍建设，完善劳动报酬和社会保障政策，建立退出机制，健全乡村医生管理制度。加强村级计生专干队伍建设，协助落实计划生育政策、做好人口信息统计以及公共卫生、宣传教育、健康扶贫等工作。妥善解决好村级计生专干报酬待遇、养老保障等问题。

（二） 需求导向， 加强急需紧缺专业人才队伍建设。

加强全科、儿科、精神科、临床心理、产科、生物安全、病理、麻醉、康复、急救、重症医学、传染病、老年医学、遗传咨询等各类急需紧缺专业人才队伍建设，有针对性地提高服务能力。适应食品安全技术服务需求，加强食品安全高层次和紧缺人才培养，推进食品安全标准、风险监测、风险评估和食源性疾病管理等专业人才队伍建设。适应卫生计生信息化建设和统计工作需求，加强信息化机构和人才队伍建设，实施国家健康医疗信息化人才发展计划，着力培育高层次、复合型的研发人才和科研团队，培养一批有国际影响力的专门人才、学科带头人和行业领军人才，不断加强信息安全教育，提升相关人员安全态势感知意识和能力，引导大数据、云计算、物联网等技术在医疗卫生领域的创新应用；加强统计机构和人才队伍建设。适应新的人口生育政策，实施妇幼健康和计划生育服务保障工程，加强妇幼保健人才培养和能力建设，力争在"十三五"时期，增加产科医生和助产士14万名。

（三） 提升素质， 加强卫生计生专业技术人才队伍建设。

提高医师队伍的数量和素质，优化医师的结构和分布。加强社会宣传教育，改善医师执业环境，保障医师权益，强化医师的行业自律和自我管理。健全临床医学人才培养体系，完善培养培训制度，加强医师定期考核，鼓励高层次专家到基层开展技术培训和推广。

医疗机构要严格按照国家有关规定配备护士。规范护理院校教育、继续教育，扩大高职起点护理人才培养规模，逐步压缩中职护理人才培养规模，并引导其向基础护理、养老护理转型。发展临床专科护士，逐步开展专科护士培训。加大社区护士培养力度，建立和完善以岗位需求为导向的护理人才培养模式。切实保障护士待遇，维护护士合法权益，发挥护士在预防保健、自救互救、慢性病管理、精神卫生管理服务、老年护理、康复、生殖健康咨询等工作中的作用。加强助产专业技术人员队伍建设，逐步构建完善的助产人才培养体系。

促进药学人才培养，到 2020 年，药师达到 85 万人。明确药师准入条件、执业规范、服务内容及责任权利，提升药师服务能力。健全药师继续教育制度，丰富培训内容和方法，加强考核管理。建立以患者为中心的药学管理模式，充分发挥药师在处方审核、药学监护、合理用药管理中的作用，保障安全合理用药。

加强卫生相关技术人员管理，提高医学检验、临床医学工程、输血医学等相关技术人员服务能力。

（四） 突出预防， 加强公共卫生人才队伍建设。

按照服务人口数、工作量、服务范围和经济社会环境等因素，确定公共卫生人员配备。根据承担的职责和任务，合理确定各类公共卫生机构的经费标准，提高人员薪资水平和待遇。加强公共卫生人才培养，定期对疾病预防控制、出生缺陷防控、妇幼保健、精神卫生、健康教育、卫生应急、采供血等在岗人员进行业务培训，提高服务能力。探索建立公共卫生与临床医学复合型人才培养机制，着力提高实验室检验检测和现场处置能力。贯彻落实《关于疾病预防控制中心机构编制标准的指导意见》，加强疾病防控和突发事件卫生应急队伍建设。在二级以上医疗机构、社区卫生服务机构和乡镇卫生院配备公共卫生执业（助理）医师。

（五） 创新驱动， 加强高层次和管理人才队伍建设。

以提升创新能力和医疗卫生技术水平为核心，加强高层次人才的引进与培养，建设创新团队，大力培育科技创新领军人才。充分发挥高水平临床医疗机构作用，建立国家临床研究中心及协同研究网络。注重不同学科、不同专业之间的融合，加强复合型人才队伍的建设和培养。完善医、产、学、研协同创新研究模式，加强研究成果转化应用。落实国家海外高层次人才引进计划，搭建"送出去"和"引进来"的国际人才服务平台，引进和培养一批具有国际领先水平的科学家、学科带头人及创新团队。主动融入国家"一带一路"发展战略，建设好海外高层次人才创新创业基地，加大对高层次留学回国人才的支持力度。做好突出贡献中青年专家选拔工作，培养造就一批高素质的中青年学术带头人。加强新型医学智库建设，注重综合性医学智库和专业化医学智库的结合，充分发挥相关高校和科研院所医学智库的作用，鼓励支持医药卫生行业民间智库的发展。

加强卫生计生管理队伍建设，提高行业管理水平。建立卫生计生管理人员培训制度，推动和规范管理岗位培训。加强医疗质量管理人才队伍建设，强化医疗质量安全管理。加强卫生应急管理人才队伍建设，提升应急管理水平。加大卫生计生监督执法人员培训力度，提高监督执法人员的工作能力和水平。加强妇幼保健计划生育服务机构管理人员培训，提高妇幼健康管理水平。规范卫生计生财务、审计队伍的职责任务，加强内审人才队伍建设，完善公立医院总会计师制度，培育一支职业化的卫生计生经济管理人才队伍。加强卫生计生宣传队伍建设，强化行业宣传队伍的配备和管理。加强卫生计生外事队伍和国际职员后备队伍建设，推动中国全球卫生外交工作。

加强医院领导人员职业化建设，明确公立医院院长的任职资格和条件，制定完善公立医院院长任用、考核、激励、流动、退出等制度，建设一支岗位职责明晰、考核规范、责权一致的职业化、专业化医院院长队伍。对医院领导班子和领导人员的考核，应当以任期目标为依据，注重业绩导向和社会效益，突出党建工作实效。实行医院院长职业化培训制度，定期参加任职培训、岗位培训，提高综合素质和履职能力，提升职业化管理水平。

（六） 服务社会， 加强健康服务业人才队伍建设。

围绕健康产业发展和健康服务新业态，加强健康服务人才培养和建设力度。建立完善医学辅助技术人员的培训、考核制度和评价标准。调整优化适应健康服务产业发展的医学教育专业结构，加强卫生计生职业院校和实践基地建设，支持医学类高等学校和中等职业学校增设相关专业课程，加大养老护理员、康复治疗师、心理咨询师以及健康管理、营养和社会工作等健康人才培养培训力度。适应养老服务需要，进一步完善老年医学人才培养体系建设，强化老年护理、生殖健康等各类人才培养培训。推进医疗护理员等职业技能鉴定工作，建设一支社会急需、面向基层、业务拔尖、一岗多能的健康服务技能人才队伍。加强医养结合人才队伍建设，建立医疗卫生机构与医养结合机构人员进修轮训制度，鼓励执业医师到养老机构设置的医疗机构多点执业，养老机构的医护人员在职称评定、技术培训和继续医学教育等方面，与医疗机构医护人员一视同仁。围绕健康服务业发展需求，逐步健全中医药健康服务人才岗位设置，建立适应中医药健康服务发展的职业技能鉴定体系，加快培养中医养生保健、康复、养老、健康管理等技能人才。

（七） 统筹发展， 加强计生和中医药人才队伍建设。

优化整合卫生计生资源，巩固和加强乡村两级计划生育行政管理、技术服务、群众工作相结合的网络。健全乡级计生办或设立卫生计生办，按照常住人口比例配备专职工作人员。加强计划生育技术人才培养培训，结合实际需求，培养创新型、应用型人才。在计划生育技术服务、生殖健康咨询、儿童早期发展、人口健康管理、流动人口服务、家庭发展、家庭健康指导、婴幼儿托育服务和老年健康服务等重点领域，培养高级技能人才。

积极推动中医药院校教育改革，加强中医临床教学基地建设，重点支持建设一批中医药重点学科、专业和课程。全面推进中医住院医师规范化培训，试点开展中医医师专科规范化培训，加强中医类别全科医师培养，加强中医药继续教育，加强高层次、实用型、复合型人才培养。启动中医药传承与创新"百千万"人才工程，选拔造就百名中医药领军人才，遴选培养千名中医药优秀人才和万名骨干人才，建设一批中医药传承与创新人才培养基地。完善中医药师承教育制度，探索不同层次、不同类型的师承教育模式。继续做好全国名老中医传承工作室、学术流派传承工作室建设，以及全国老中医药专家学术经验继承工作、优秀中医临床人才研修项目等。加强基层中医药人才培养，发展中医药继续教育。

逐步建立符合中医药不同岗位要求的人才标准，完善体现中医药特点的专业技术人才评价体系。建立健全国医大师、全国名中医、省级名中医等评选表彰制度，构建不同层级相互衔接、政府表彰和社会褒奖相结合的激励机制。建立名老中医药专家学术传承保障机制，加大中医药青年人才培养支持力度，促进中医药优秀人才脱颖而出。

四、体制机制创新

（一）实施医师规范化培训，创新教育培养机制。

加强医教协同，以临床医学为重点，探索建立行业需求为导向的人才供需平衡机制。健全医务人员培训培养制度，使每个医务人员都有接受继续教育和职业再培训的机会。创新人才培养机制，基本建成院校教育、毕业后教育、继续教育三阶段有机衔接的标准化、规范化临床医学人才培养体系。

健全住院医师规范化培训制度，加强培训基地和信息化建设，强化过程管理，不断提高培训质量。以全科和儿科、精神科、妇产科等急需紧缺专业为重点，统筹推进住院医师规范化培训。到 2020 年，规范化培训住院医师 50 万名。初步建立专科医师规范化培训制度，为各级各类医疗机构特别是县级医疗机构和边远地市医院培养一批专科医师。开展公共卫生医师培训，制定培训规划和计划，提高公共卫生队伍服务能力和水平。

以岗位职责为依据，以个人素质能力为基础，有针对性地开展和完善面向全员的继续医学教育。优化继续教育实施方式，探索新型互联网教学模式和方法，开展多形式的继续医学教育活动。支持国家健康医疗开放大学建设。依托医疗卫生行业专业资源和人才优势，以在线学习平台建设为技术支撑，以大规模在线开放课程建设为依托，利用"互联网＋健康医疗"整合各种医学教育资源。建立和发展中国健康医疗教育慕课联盟等远程医学教育培训平台，开发线上数字化课程、课件、教材，建立共享型公益性数字化资源库。推进网络医学教育资源开放共享，开展在线互动、远程培训、远程手术示教、学习成效评估，便捷医务人员终身教育，持续提高专业技术人员岗位胜任能力。遴选建设一批继续医学教育基地，强化继续医学教育监督管理。

（二） 改革行业薪酬制度， 创新激励保障机制。

充分考虑医疗行业培养周期长、职业风险高、技术难度大、责任担当重等情况，从提升薪酬待遇、发展空间、执业环境、社会地位等方面入手，调动广大医务人员积极性、主动性、创造性。建立符合行业特点的医务人员薪酬制度，体现医务人员技术劳务价值。允许医疗卫生机构突破现行事业单位工资调控水平，允许医疗服务收入扣除成本并按规定提取各项基金后主要用于人员奖励，同时实现同岗同薪同待遇，激发广大医务人员活力。

地方可结合实际，按有关规定合理确定公立医院薪酬水平，逐步提高人员经费支出占业务支出的比例，并建立动态调整机制。对知识技术密集、高层次人才集聚、工作任务繁重的公立医疗机构在核定绩效工资总量时予以倾斜。充分考虑儿科专业工作特点，合理确定儿科医务人员工资水平，其收入不低于本单位同级别医务人员收入平均水平。在核定绩效工资时，对高层次人才、急需紧缺人才给予倾斜。进一步完善基层医疗卫生机构绩效工资制度，向一线人员尤其是全科医生倾斜，在基层医疗卫生机构核定的收支结余中提取一定比例，在绩效工资总量外作为职工福利和奖励基金，鼓励各地积极探索超量劳动补偿机制。建立健全专业公共卫生人员的激励机制，人员和运行经费根据人员编制、经费标准、任务完成及考核情况由政府预算全额安排，鼓励防治结合类专业公共卫生机构通过提供预防保健和基本医疗服务获得合理收入。落实对传染病防治人员的卫生防护和医疗保健措施以及适当的津贴，落实艰苦边远地区津贴正常增长机制和乡镇工作补贴，对条件艰苦的偏远乡镇和长期在乡镇工作的人员进一步倾斜。完善和提高援外医疗队员的待遇和保障。在国家法律法规和政策允许范围内，医务人员可通过兼职兼薪获取报酬。鼓励和支持医学科技人员在创新实践中成就事业并享有相应的社会地位和经济待遇。加大对科研人员的激励力度，取消科研项目绩效、劳务费支出比例限制，探索高层次人才协议工资制等分配办法。

关心爱护医务人员身心健康，通过多种方式改变或者缓解医务人员工作负荷大的状况。对长期扎根基层的优秀医务人员给予表彰奖励。做好"人民好医生"评选宣传工作。严厉依法打击涉医违法犯罪行为特别是伤害医务人员的暴力犯罪行为，坚决从严查处涉医突发案件，维护正常医疗秩序，保护医务人员安全。

（三）深化职称制度改革，创新评价使用机制。

建立健全符合卫生计生行业特点的人才评价机制，坚持德才兼备，注重凭能力、实绩和贡献评价人才，克服唯学历、唯职称、唯论文等倾向。改进卫生计生人才评价方式，发挥政府、市场、专业组织、用人单位等多元评价主体作用，加快建立科学化、社会化、市场化的人才评价制度。

完善职称晋升办法，增加医疗卫生机构特别是基层医疗卫生机构中高级岗位比例，拓宽医务人员职业发展空间。提高评审科学化水平，突出用人主体在职称评审中的主导作用，合理界定和下放职称评审权限。探索高层次人才、急需紧缺人才职称直聘办法。畅通非公医疗卫生机构人才参加职称评审渠道。根据医疗卫生机构功能定位和工作特点，分层分类制定评价标准。对基层和艰苦边远地区卫生专业人才，论文、科研不作硬性规定，职称外语不作为能力要求。进一步完善全科医生评审标准，不断提高评审的专业性、针对性和科学性。

创新人才使用机制，完善岗位设置，实行全员聘用。按照卫生计生事业单位发挥公益作用及履行机构职责的要求，动态核定人员编制。创新公立医院编制管理方式，完善编制管理办法，积极探索开展公立医院编制管理改革试点。落实公立医院法人自主权，减少对医院人事编制、科室设定、岗位聘任、收入分配等的直接管理，对急需引进的高层次人才、紧缺专业人才以及具有高级专业技术职务或博士学位人员，可由医院采取考察的方式予以公开招聘。改进完善基层卫生计生事业单位公开招聘办法，放宽条件，降低进入门槛，强化对艰苦边远地区政策倾斜。基层卫生计生事业单位招聘高层次和急需紧缺专业技术人才，可采取直接考察等方式。

（四）顺畅人才流动渠道，创新流动配置机制。

打破户籍、地域、身份、学历、人事关系等制约，促进卫生计生人才合理流动。通过推动城乡联动、县管乡用、乡村一体化、柔性引进等多种模式，创新人才配置机制。进一步完善医师多点执业，改革医师执业注册制度，推进区域注册，促进人才合理流动，鼓励医师到基层、边远地区、医疗资源稀缺地区多点执业。顺畅城乡之间、地区之间、不同所有制医疗卫生机构之间的人才流动，积极探索医师自由执业、医师个体与医疗机构签约服务或组建医生集团。支持社会办医，进一步优化政策环境，在重点专科建设、职称评定、学术地位等方面对所有医疗机构同等对待。

加强医院、基层医疗卫生机构、专业公共卫生机构之间的分工协作，推进全科医生与专科医生的资源共享和业务协同。按照政府主导、自愿组合、区域协同、方便群众的原则，以资源共享和人才下沉为导向，建立医疗资源纵向联合体，提升基层服务能力。建立人才柔性流动机制，轮流到基层服务。提高对口支援、万名医师支援农村卫生工程、城市人员晋升职称前到基层工作等政策和项目的精准性，根据基层医疗卫生机构的人员缺口和专业需求统筹安排。增强基层岗位吸引力，提高艰苦边远地区和基层一线人才保障水平，促进医疗卫生人才向基层、农村流动。

充分发挥社会组织和中介机构的作用，完善卫生计生人才市场体系建设和社会化服务，逐步建立政府主导的卫生计生人才公共服务体系。

五、组织实施

（一） 加强组织领导。

建立卫生计生人才工作协调机制，加强宏观指导和统筹规划。各级卫生计生机构要把人才队伍建设作为卫生计生事业发展的重点，建立人才工作责任制，明确目标任务，认真研究解决制约人才发展的具体问题，积极做好卫生计生人才工作。

（二） 保障人才投入。

坚持人才投入优先保障，加大卫生计生人才开发投入力度，发挥人才项目的引导作用，完善政府、企业、社会多元投入机制和多部门协同机制。优化财政支出结构，提高资金使用效益。健全医疗卫生机构经费补偿机制，完善公共卫生服务项目经费分配方式和激励约束机制。

（三） 营造良好氛围。

遴选和树立一批在卫生计生事业科学发展中涌现的优秀人才，强化宣传。采取多种形式，融洽医患关系。完善法律法规，形成有利于卫生计生人才发展和工作的法治环境、政策环境、社会环境、舆论环境以及"尊医重卫"的良好氛围。

（四） 注重监测评估。

坚持人才工作监测评估等督促落实机制，及时总结工作中的好做法，宣传推广人才创新发展的典型经验，定期对人才队伍建设发展进行研判分析，针对新情况、新问题，提出新对策、新措施，确保卫生计生人才队伍持续发展壮大。

关于印发《职业资格证书制度暂行办法》的通知

人职发〔1995〕6号

各省、自治区、直辖市及计划单列市人事（人事劳动）厅（局）、职改办、国务院各部委、各直属机构人事（干部）部门：

现将《职业资格证书制度暂行办法》印发你们，请遵照执行。执行中有什么情况和问题，可请告我部职称司。

附件：职业资格证书制度暂行办法

中华人民共和国人事部

一九九五年一月十七日

职业资格证书制度暂行办法

第一章　总则

第一条　根据国务院批准的人事部"三定"方案（国办发〔1994〕60号）和《关于加强职称改革工作统一管理的通知》国办发〔1995〕1号制定本暂行办法。

第二条　国家按照有利于经济发展、社会公认、国际可比、事关公共利益的原则，在涉及国家、人民生命财产安全的专业技术工作领域，实行专业技术人员职业资格制度。

第三条　专业技术人员职业资格是对从事某一职业所必备的学识、技术和能力的基本要求，职业资格包括从业资格和执业资格。

从业资格是政府规定专业技术人员从事某种专业技术性工作的学识、技术和能力的起点标准；

执业资格是政府对某些责任较大，社会通用性强，关系公共利益的专业技术工作实行的准入控制，是专业技术人员依法独立开业或独立从事某种专业技术工作学识、技术和能力的必备标准。

第四条 符合本办法第二条规定的专业，由国务院有关业务主管部门提出建立职业资格的申请，经人事部审核批准后，共同拟定具体实施方案并颁布实施。

第二章 从业资格

第五条 从业资格通过学历认定或考试取得。具备下列条件之一者，可确认从业资格：

（一）具有本专业中专毕业以上学历，见习一年期满，经单位考核合格者；

（二）按国家有关规定已担任本专业初级专业技术职务或通过专业技术资格考试取得初级资格，经单位考核合格者；

（三）在本专业岗位工作，经过国家或国家授权部门组织的从业资格考试合格者；

第六条 从业资格确认工作由各省、自治区、直辖市人事（职改）部门会同当地业务主管部门组织实施。

第三章 执业资格

第七条 执业资格通过考试方法取得。

参加执业资格考试的报名条件根据不同专业另行规定。

第八条 执业资格考试工作由人事部会同国务院有关业务主管部门按照客观、公正、严格的原则组织进行。

第九条 执业资格考试由国家定期举行。考试实行全国统一大纲、统一命题、统一组织、统一时间，所取得的执业资格经注册后，全国范围有效。

第十条 凡符合规定条件的中华人民共和国公民，均可报名参加执业资格考试。

第十一条 国务院有关业务主管部门负责组织执业资格考试大纲的拟定、培训教材的编写和命题工作，并组织考前培训和对取得执业资格人员的注册管理工作。培训要坚持考培分开、自愿参加的原则，参与考试管理工作的人员不得参与培训工作和参加考试。

第十二条 人事部负责审定考试科目、考试大纲和审定命题；确定合格标准；会同有关部门组织实施执业资格考试的有关工作。各地人事（职改）部门会同当地有关业务部门负责本地区执业资格考试的考务工作。

第四章 资格证书

第十三条 经职业资格考试合格的人员，由国家授予相应的职业资格证书。

第十四条 职业资格证书是证书持有人专业水平能力的证明。可作为求职、就业的凭证和从事特定专业的法定注册凭证。

第十五条　职业资格证书在中华人民共和国境内有效。

第十六条　职业资格证书分为从业资格证书和执业资格证书。证书由人事部统一印制，各地人事（职改）部门具体负责核发工作。

第五章　注　册

第十七条　执业资格实行注册登记制度。注册是对专业技术人员执业管理的重要手段。未经注册者，不得使用相应名称和从事有关业务。国务院有关业务主管部门为执业资格的注册管理机构。各省、自治区、直辖市业务主管部门负责审核、注册，并报国务院业务主管部门备案。各省、自治区、直辖市人事（职改）部门负责对注册工作的监督、检查。

第十八条　取得执业资格证书者，应在规定的期限内到指定的注册管理机构办理注册登记手续。逾期不办者，执业资格证书及考试成绩不再有效。

第十九条　申请执业资格注册，必须同时具备下列条件：

（一）遵纪守法，遵守职业道德；

（二）取得执业资格证书；

（三）身体健康，并能坚持在相应的岗位工作；

（四）经所在单位考核合格。

再次注册者，应经单位考核合格并取得知识更新、参加业务培训的证明。

第二十条　国务院业务主管部门负责确定必须由取得执业资格的人员充任的关键岗位及工作规范，并负责检查监督关键岗位的执业人员上岗及执业情况，对违反岗位工作规范者要进行处罚。

第二十一条　对已在须由取得执业资格人员充任的关键岗位工作、但尚未取得《执业资格证书》的人员，要进行强化培训，限期达到要求。对经过培训仍不能取得执业资格者，必须调离关键岗位。

第六章　罚　则

第二十二条　执业资格应考人员、考试工作人员和其他有关人员在考试和考务工作中有违法行为的，将追究其法律责任。

第二十三条　对骗取、转让、涂改职业资格证书的人员，一经发现，发证机关应取消其资格，收回证书，并报国务院业务主管部门和当地同级人事（职改）部门备案。

第二十四条　对伪造职业资格证书者，要依法追究责任。

第七章　附则

第二十五条　通过国家统一考试取得的专业技术资格，经鉴定认为水平相当，经批准确认，可视为执业资格。

第二十六条　实行执业资格考试的专业不再组织该专业相应层次的专业技术资格评审或考试，并把取得执业资格作为申报高一级专业技术资格评审的必备条件。

第二十七条　执业资格考试、认定、培训、发证、注册等工作费用的收取，必须经当地计划（物价）、财政部门核准。严禁乱收费。

第二十八条　本办法由人事部负责解释。

第二十九条　本办法自发布之日起施行。

关于加强卫生专业技术职务评聘工作的通知

（人发（2000）114 号）

各省、自治区、直辖市人事厅（局）、卫生厅（局），国务院各部委、各直属机构人事（干部）部门，新疆生产建设兵团：

为进一步深化卫生专业技术职称改革工作，不断完善卫生专业技术职务聘任制，根据中共中央组织部、人事部、卫生部《关于深化卫生事业单位人事制度改革的实施意见》（人发〔2000〕31 号）文件精神和国家有关职称改革的规定，现就加强卫生专业技术职务评聘有关工作通知如下：

一、完善卫生专业技术职务评聘工作。要适应社会主义市场经济发展和医药卫生体制改革的需要，逐步建立专业技术职务能上能下、人员能进能出、待遇能高能低、人才合理流动、充满活力的用人机制，有利于优秀卫生专业技术人才脱颖而出，努力建立一支高素质的卫生专业技术人员队伍。要坚持按需设岗、按岗聘任、平等竞争、择优上岗，逐步建立政府宏观管理、个人自主申请、社会合理评价、单位自主聘任的管理体制。

二、加强结构比例管理，做好职务岗位设置工作。各地、各部门应按照人事部《关于事业单位专业技术职务实行结构比例管理的通知》（人发〔1999〕65 号）要求，结合本地区卫生医疗机构及其专业技术人员实际情况，合理确定各类卫生专业技术职务结构的比例。依据本单位的功能、规模、人员编制和承担的工作任务，认真做好高、中、初级专业技术岗位的设置工作，并明确不同岗位的职责、任职条件和任职期限。

三、进一步落实用人单位专业技术职务聘任权。各类卫生医疗机构根据实际工作需要，可成立以专家、行政领导和有关部门组成的聘任委员会，坚持公开、平等、竞争、择优的用人原则，根据岗位工作需要和条件，自主聘任专业技术职务。为确保医疗质量和水平，受聘人员必须具备与岗位职务相适应的任职资格和实际能力，对不具备规定学历、任职资格的人员，不能聘任。聘任专业技术职务时，聘用单位与受聘人员应遵循平等自愿、协商一致的原则签订聘任合同。明确双方的责任、权利和义务。

四、严格考核制度，切实加强聘任管理。各单位应不断完善考核方法，依据聘任合同的规定对受聘人员进行年度和聘期考核，建立适应卫生专业技术人员特点的德、能、勤、绩等考核要素，并将考核结果放入受聘人员的档案，作为续聘、解聘、晋升和奖惩等的依据。对业绩优秀人员予以奖励，对不胜任本职岗位的人员予以解聘或低聘。

五、确保卫生专业技术职务任职资格的评审质量。各地、各部门要按照人事部、卫生部制定的医、药、护、技各专业任职资格的评审标准和条件，不断完善评审办法，逐步推行行政部门指导下的社会化评价。要积极采取科学、先进的评价手段，本着公平、公开、公正的原则，提高评审质量，严格把关，采取必要的措施，防止和严肃查处评审工作的各种不正之风。

六、要加强高级评审委员会的管理。在各省、自治区、直辖市职称改革领导小组的领导下，由卫生行政部门会同人事行政部门，分专业组建卫生系列高级评委会（或评委库），经卫生部审批，报人事部备案后成立。原则上一个省市一个专业只组建一个相应级别的高级评委会（或评委库），对专业技术人员比较集中的地区是否增设高级评委会，由各地卫生、人事行政部门根据实际情况研究确定后报批。

中央各部门和中央管理的企事业单位，确需组建卫生系列高级评委会，由卫生部审批后组建，报人事部备案。卫生部负责组建医、药、护、技各专业相应级别的高级评委会，各地和中央各部门不具备组建高级评委会的专业，其高级专业技术职务任职资格，可由卫生部高级评委会评审。

七、逐步推行卫生专业技术资格考试制度。卫生系列医、药、护、技各专业的中、初级专业技术资格逐步实行以考代评和与执业准入制度并轨的考试制度；高级专业技术资格采取考试和评审结合的办法取得。

为了保证卫生专业技术资格考试工作的顺利实施和健康发展，人事部、卫生部决定成立卫生专业技术资格考评委员会，统筹组织、规划、实施卫生专业技术资格的考评和有关衔接工作。考评委员会办公室设在卫生部人事司，负责日常管理工作。

八、加强卫生专业技术职务评聘工作是卫生事业单位人事制度改革顺利实施的重要保障，是调整优化卫生专业技术人才结构的重要措施，是建设一支与我国现代化建设相适应的高素质卫生专业技术人才队伍的迫切需要，各地、各部门一定要切实加强领导，密切配合，相互支持，共同做好这项工作。

临床医学专业技术资格考试暂行规定

（卫人发〔2000〕462号 2000年12月28日印发）

第一条 为贯彻落实人事部、卫生部《关于加强卫生专业技术职务评聘工作的通知》和《临床医学专业中、高级技术资格评审条件（试行）》的精神，科学、客观、公正地评价临床医学专业人员的技术水平和能力，完善评价机制，提高临床医学专业人员的业务素质，制订本规定。

第二条 本规定适用于经国家有关部门批准的医疗机构内从事临床医疗工作的专业技术人员。

第三条 临床医学专业技术资格包括初级资格（医士、医师），中级资格（主治医师），高级资格（副主任医师、主任医师）。

第四条 临床医学专业初、中级资格实行全国统一考试制度。全国实行统一考试后，各地、各部门不再进行相应临床医学专业技术资格的评审。

高级资格的取得实行考评结合的方式，具体办法另行制定。

第五条 临床医学专业技术资格证书在全国范围内有效，它表明持有人具有相应的学术技术水平，是受聘担任相应专业技术职务的必备条件。

第六条 临床医学专业初级资格的考试按照《中华人民共和国执业医师法》的有关规定执行。

参加国家医师资格考试，取得执业助理医师资格，可聘任医士职务；取得执业医师资格，可聘任医师职务。

第七条　临床医学专业中级资格考试实行全国统一组织、统一考试时间、统一考试大纲、统一考试命题、统一合格标准的考试制度，原则上每年进行一次。

第八条　临床医学专业中级资格考试由卫生部、人事部共同负责。

卫生部负责拟定考试大纲和命题，组建国家级题库，组织实施考试工作，管理考试用书，规划考前培训，研究考试办法，拟定合格标准等工作。

人事部负责审定考试大纲和试题，会同卫生部对考试工作进行检查、监督，指导确定合格标准。

卫生部、人事部成立临床医学专业技术资格考试专家委员会，下设办公室，办公室设在卫生部人事司，负责资格考试日常管理工作。

第九条　通过临床医学专业中级资格考试者，由各省、自治区、直辖市人事（职改）部门颁发人事部统一印制，人事部、卫生部用印的临床医学专业技术资格证书。各地在颁发证书时，不得附加任何条件。

第十条　参加临床医学专业中级资格考试的人员，应具备下列基本条件

（一）遵守中华人民共和国的宪法和法律；

（二）遵守《中华人民共和国执业医师法》，并取得执行医师资格；

（三）具备良好的医德医风和敬业精神；

（四）已实施住院医师规范化培训的医疗机构的医师须取得该培训合格证书。

第十一条　参加临床医学专业中级资格考试的人员，除具备第十条所规定的条件外，还必须具备下列条件之一：

（一）取得医学中专学历，受聘担任医师职务满 7 年；

（二）取得医学大专学历，从事医师工作满 6 年；

（三）取得医学本科学历，从事医师工作满 4 年；

（四）取得临床医学硕士专业学位，从事医师工作满 2 年；

（五）取得临床医学博士专业学位。

第十二条　有下列情形之一的，不得申请参加临床医学专业技术资格的考试：

（一）医疗事教责任者未满 3 年；

（二）医疗差错责任者未满 1 年；

（三）受到行政处分者在处分时期内；

（四）伪造学历或考试期间有违纪行为未满 2 年；

（五）省级卫生行政部门规定的其他情形。

第十三条 取得临床医学专业技术资格的人员，应按照国家有关规定，参加继续医学教育。

第十四条 临床医学专业技术资格考试实施办法由卫生部、人事部另行制定。

第十五条 本规定由卫生部、人事部按职责分工负责解释。

预防医学、全科医学、药学、护理、其他卫生技术等专业技术资格考试暂行规定

第一条 为贯彻落实人事部、卫生部《关于加强卫生专业技术职务评聘工作的通知》（人发〔2000〕114 号）精神，制定本暂行规定。

第二条 本规定适用于经国家有关部门批准的医疗卫生机构内从事医疗、预防、保健、药学、护理、其他卫生技术（以下简称"技术"）专业工作的人员。

第三条 预防医学、全科医学、药学、护理、技术专业实行全国统一组织、统一考试时间、统一考试大纲、统一考试命题、统一合格标准的考试制度，原则上每年进行一次。

第四条 本规定下发之日前，已按国家规定取得卫生系列初、中级专业技术职务任职资格的人员，其资格继续有效。本规定下发后，各地、各部门不再进行相应专业技术职务任职资格的考试和评审。通过考试取得专业技术资格，表明其已具备担任卫生系列相应级别专业技术职务的水平和能力，用人单位根据工作需要，从获得资格证书的人员中择优聘任。

第五条 预防医学、药学、护理、技术专业分为初级资格、中级资格、高级资格。全科医学专业分为中级资格、高级资格。

（一）取得初级资格，根据有关规定，并按照下列条件聘任相应的专业技术职务：

1. 药、护、技师：取得中专学历，担任药、护、技士职务满 5 年；取得大专学历，从事本专业工作满 3 年；取得本科学历，从事本专业工作满 1 年。

2. 不符合上述条件的人员只可聘任药、护、技士职务。

（二）取得中级资格，并符合有关规定，可聘任主治（管）医师，主管药、护、技师职务。

（三）高级资格的取得均实行考评结合方式，具体办法另行制定。

第六条　按照《中华人民共和国执业医师法》的有关规定，参加国家医师资格考试，取得执业助理医师资格，可聘任医士职务；取得执业医师资格，可聘任医师职务。

第七条　人事部和卫生部共同负责国家预防医学、全科医学、药学、护理、技术专业技术资格考试的政策制定、组织协调等工作。

卫生部负责拟定考试大纲和命题，组建国家级题库，组织实施考试工作，管理考试用书，规划考前培训，研究考试办法，拟定合格标准等工作。

人事部负责审定考试大纲和试题，会同卫生部对考试工作进行指导、监督、检查和确定合格标准。

第八条　通过预防医学、全科医学、药学、护理、技术专业技术资格考试并合格者，由各省、自治区、直辖市人事（职改）部门颁发人事部统一印制，人事部、卫生部用印的专业技术资格证书。该证书在全国范围内有效。各地在颁发证书时，不得附加任何条件。聘任专业技术职务所需的其他条件按照国家有关规定办理。

第九条　参加预防医学、全科医学、药学、护理、技术专业技术资格考试的人员，应具备下列基本条件：

（一）遵守中华人民共和国的宪法和法律。

（二）具备良好的医德医风和敬业精神。

第十条　参加药学、护理、技术专业初级资格考试的人员，除具备第九条所规定的基本条件外，还必须具备相应专业中专以上学历。

第十一条　参加预防医学、全科医学、药学、护理、技术专业中级资格考试的人员，除具备第九条所规定的条件外，还必须具备下列条件之一：

（一）取得相应专业中专学历，受聘担任医（药、护、技）师职务满7年。

（二）取得相应专业大专学历，从事医（药、护、技）师工作满6年。

（三）取得相应专业本科学历，从事医（药、护、技）师工作满4年。

（四）取得相应专业硕士学位，从事医（药、护、技）师工作满2年。

（五）取得相应专业博士学位。

第十二条　有下列情形之一的，不得申请参加预防医学、全科医学、药学、护理、技术专业技术资格的考试：

（一）医疗事故责任者未满3年。

（二）医疗差错责任者未满 1 年。

（三）受到行政处分者在处分时期内。

（四）伪造学历或考试期间有违纪行为未满 2 年。

（五）省级卫生行政部门规定的其他情形。

第十三条　取得预防医学、全科医学、药学、护理、技术专业技术资格的人员，应按照国家有关规定，参加继续医学教育。

第十四条　有下列情形之一的，由卫生行政管理部门吊销其相应专业技术资格，由发证机关收回其专业技术资格证书，2 年内不得参加卫生系列专业技术资格考试：

（一）伪造学历和专业技术工作资历证明；

（二）考试期间有违纪行为；

（三）国务院卫生、人事行政主管部门规定的其他情形。

第十五条　本暂行规定由卫生部、人事部按职责分工负责解释。

第十六条　军队系统卫生系列初、中级专业技术资格考试的组织实施由总政治部负责。

第十七条　卫生部、人事部《临床医学专业技术资格考试暂行规定》（卫人发〔2000〕462 号）未明确事项，均按本规定执行。

国家卫生计生委人才交流服务中心
关于 2018 年度卫生人才评价考试考务工作安排的通知

国家卫生计生委人才交流服务中心文件

卫人才发〔2017〕134 号

国家卫生计生委人才交流服务中心

关于 2018 年度卫生人才评价考试考务工作安排的通知

各省、自治区、直辖市、新疆生产建设兵团卫生考试管理机构：

为继续做好 2018 年度卫生人才评价考试（以下简称考试）服务工作，结合相关考区需求，我中心定于 2018 年 5 月 26 日对未列入《卫生专业技术资格考试专业目录》的临床医学工程技术、卫生管理等专业提供考试服务。2018 年度考试继续实行人机对话考试（以下简称机考）方式，为保证机考工作顺利进行，现将有关事项通知如下。

一、考试专业、科目及时间安排

（一） 考试专业

专业代码	考试专业
131	临床医学工程技术（初级士）
151	临床医学工程技术（初级师）
152	卫生管理（初级师）
171	临床医学工程技术（中级）
172	公共卫生管理（中级）
173	医院管理（中级）

（二） 考试科目具体时间安排

考试科目	考试日期和时间	
基础知识	5 月 26 日	8：30～10：00
相关专业知识		10：45～12：15
专业知识		14：00～15：30
专业实践能力		16：15～17：45

公共卫生管理（中级）和医院管理（中级）专业共用基础知识、相关专业知识和专业知识科目试卷。

二、报名管理

（一） 报名方式与时间

考试报名包括网上预报名和现场确认两个阶段。2018 年 1 月 10～25 日，考生可登录中国卫生人才网（www．21wecan．com）进行网上预报名；1 月 11～26 日，各考点、报名点考试管理机构根据具体情况选择时间对网上预报名的考生进行现场确认工作，考生须持申报表及相关证明材料进行现场确认。

考区考试管理机构可根据实际情况选择网上支付或现场缴费方式收缴考试费。采用网上支付的考区，考试管理机构须提前告知考生在现场确认后要通过网上支付缴纳考试费，截止时间为 2 月 5 日。

（二） 资格审核

考点、考区考试管理机构审核考生报名资格的时间为 1 月 27 日至 3 月 10 日，考区考试管理机构审核完毕后，不得更改报考专业、科目。

（三） 考场编排

考点考试管理机构编排考场、考区考试管理机构审核考场编排的截止时间为 3 月 30 日。

三、准考证打印、签到表发放

自 5 月 10 日起，考生可登录中国卫生人才网打印准考证，截止时间为 5 月 26 日；考点考试管理机构可于 5 月 15 日起登录考务管理系统，下载打印用于监考的《考生签到表》。

四、机考物品交接、保管

（一）考区考试管理机构在 4 月 25 日前，将机考物品接收保管地点、接收人员名单、联系电话等信息上报我中心。

（二）我中心在 5 月 17～25 日之间组织发放机考物品，考区考试管理机构在此期间可通过考务管理系统打印《考试物品交接单》，指定专人负责交接工作。各考区考试管理机构须严格按照有关考务要求履行交接程序，严格落实保密措施，确保机考物品安全、万无一失。

五、其他

考试筹备，考试实施、机考物品的回收与系统卸载等工作具体参照《国家卫生计生委人才交流服务中心关于 2018 年度卫生专业技术资格考试考务工作安排的通知》（卫人才发〔2017〕131 号）要求执行。

请各地严格按照《考务工作计划安排表》的时间要求，按时完成有关考务组织工作，确保考试工作顺利实施。

联系人：卢振华。

联系电话：010-59935102、59935214（传真）。

附件：1．2018 年度卫生人才评价考试申报表

2．考务工作计划安排表

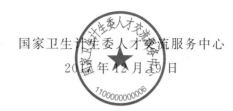

国家卫生计生委人才交流服务中心

2017 年 12 月 19 日

（信息公开形式：依申请公开）

附件二

2019 年内蒙古自治区卫生计生高级专业技术资格专业知识和实践能力考试专业设置表

专业名称	专业编码
心血管内科	1
呼吸内科	2
消化内科	3
肾内科	4
神经内科	5
内分泌	6
血液病	7
传染病	8
风湿病	9
普通外科	11
骨外科	12
胸心外科	13
神经外科	14
泌尿外科	15
烧伤外科	16
整形外科	17
小儿外科	18
妇产科	19
小儿内科	20

专业名称	专业编码
口腔医学	21
口腔内科	22
口腔颌面外科	23
口腔修复	24
口腔正畸	25
眼科	26
耳鼻喉（头颈外科）	27
皮肤与性病	28
肿瘤内科	29
肿瘤外科	30
放射肿瘤治疗学	31
急诊医学（内科、外科）	32
麻醉学	33
病理学	34
放射医学	35
核医学	36
超声医学	37
康复医学	38
临床医学检验临床基础检验	39
临床医学检验临床化学	40
临床医学检验临床免疫	41
临床医学检验临床血液	42
临床医学检验临床微生物	43
临床营养	44
医院药学	45
临床药学	46
护理学	47
内科护理	48
外科护理	49

续表

专业名称	专业编码
妇产科护理	50
儿科护理	51
病理学技术	52
放射医学技术	53
超声医学技术	54
核医学技术	55
康复医学治疗技术	56
临床医学检验临床基础检验技术	57
临床医学检验临床化学技术	58
临床医学检验临床免疫技术	59
临床医学检验临床血液技术	60
临床医学检验临床微生物技术	61
卫生管理	62
普通内科	63
结核病	64
老年医学	65
职业病	66
计划生育	67
精神病	68
全科医学	69
临床医学检验技术	70
中医内科	71
中医外科	72
中医妇科	73
中医儿科	74
中医眼科	75
中医骨伤科	76
针灸科	77
中医耳鼻喉科	78

专业名称	专业编码
中医皮肤科	79
中医肛肠科	80
推拿科	81
中药学	82
职业卫生	83
环境卫生	84
营养与食品卫生	85
学校卫生与儿少卫生	86
放射卫生	87
传染性疾病控制	88
慢性非传染性疾病控制	89
寄生虫病控制	90
健康教育与健康促进	91
卫生毒理	92
妇女保健	93
儿童保健	94
微生物检验技术	95
理化检验技术	96
病媒生物控制技术	97
病案信息技术	98
口腔医学技术	99
医学工程	100
地方病控制	103
消毒技术	108
输血技术	109
药物分析	110
心电图技术	111
脑电图技术	112
全科医学（中医类）	113

续表

专业名称	专业编码
中医肿瘤学	114
中西医结合内科	115
中西医结合外科	116
中西医结合妇科	117
中西医结合儿科	118
介入治疗	119
重症医学	120
中医护理	121

2019 年江苏省卫生高级专业技术资格申报专业一览表

序号	申报专业	执业类别	序号	申报专业	执业类别
1	心血管内科（心电诊断）	临床	18	妇产科	临床
2	呼吸内科	临床	19	小儿内科	临床
3	消化内科	临床	20	口腔内科	口腔
4	肾内科	临床	21	口腔颌面外科	口腔
5	神经内科（脑电诊断）	临床	22	口腔修复	口腔
6	内分泌	临床	23	口腔正畸	口腔
7	血液病	临床	24	眼科	临床
8	传染病	临床	25	耳鼻喉（头颈外科）	临床
9	风湿病	临床	26	皮肤与性病	临床
10	普通外科	临床	27	肿瘤内科	临床
11	骨外科	临床	28	肿瘤外科	临床
12	胸心外科	临床	29	放射肿瘤治疗学	临床
13	神经外科	临床	30	急诊医学	临床
14	泌尿外科	临床	31	麻醉学	临床
15	烧伤外科	临床	32	病理学	临床
16	整形外科	临床	33	放射医学（医学影像）	临床
17	小儿外科	临床	34	核医学	临床

续表

序号	申报专业	执业类别	序号	申报专业	执业类别
35	超声医学	临床	66	中医内科	中医
36	康复医学	临床	67	中医外科	中医
37	临床医学检验临床基础检验	临床	68	中医妇科	中医
38	临床医学检验临床化学	临床	69	中医儿科	中医
39	临床医学检验临床免疫	临床	70	中医眼科	中医
40	临床医学检验临床血液	临床	71	中医骨伤科	中医
41	临床医学检验临床微生物	临床	72	针灸科	中医
42	临床营养	临床	73	中医耳鼻喉科	中医
43	医院药学		74	中医皮肤科	中医
44	护理学	护士	75	中医肛肠科	中医
45	内科护理	护士	76	推拿科	中医
46	外科护理	护士	77	中药学	
47	妇产科护理	护士	78	职业卫生	公卫
48	儿科护理	护士	79	环境卫生	公卫
49	病理学技术（技）		80	营养与食品卫生	公卫
50	放射医学（医学影像）技术（技）		81	学校卫生与儿少卫生	公卫
51	核医学技术（技）		82	放射卫生	公卫
52	康复医学治疗技术（技）		83	传染性疾病控制	公卫
53	临床医学检验临床化学技术（技）		84	慢性非传染性疾病控制	公卫
54	临床医学检验临床免疫技术（技）		85	寄生虫病控制	公卫
55	临床医学检验临床血液技术（技）		86	健康教育与健康促进	公卫
56	临床医学检验临床微生物技术（技）		87	卫生毒理	公卫
57	卫生管理		88	妇女保健	临床公卫
58	普通内科	临床	89	儿童保健	临床公卫
59	结核病	临床	90	微生物检验技术（技）	
60	老年医学	临床	91	理化检验技术（技）	
61	职业病	临床	92	病媒生物控制技术（技）	
62	计划生育	临床	93	病案信息技术（技）	
63	精神病	临床	94	口腔医学技术（技）	
64	全科医学	临床	95	临床医学工程技术（技）	
65	临床医学检验技术（技）		96	地方病控制	公卫

续表

序号	申报专业	执业类别	序号	申报专业	执业类别
97	心电图技术		112	营养技术（技）	
98	脑电图技术		113	社区内科	临床
99	消毒技术（技）		114	社区外科	临床
100	输血技术（技）		115	社区妇产科	临床
101	全科医学（中医类）	中医	116	社区儿科	临床
102	中西医结合内科	中医	117	社区麻醉	临床
103	中西医结合外科	中医	118	社区（超声、放射、心电）诊断	临床
104	中西医结合妇科	中医	119	社区中医	中医
105	中西医结合儿科	中医	120	社区口腔	口腔
106	介入治疗	临床	121	社区预防保健	公卫
107	重症医学	临床	122	社区药学	
108	危重症护理	护士	123	社区中药学	
109	疼痛学	临床	124	社区护理	护士
110	院前急救	临床	125	社区医疗技术（技）	
111	医院感染	临床、中医 口腔、公卫	126	社区全科	临床
			127	社区中医全科	中医